Caroline Oblasser

Still die Badewanne VOLL!

Das freie Säugen:
Methode mit Brüsten, Nippeln und Co

edition Riedenburg

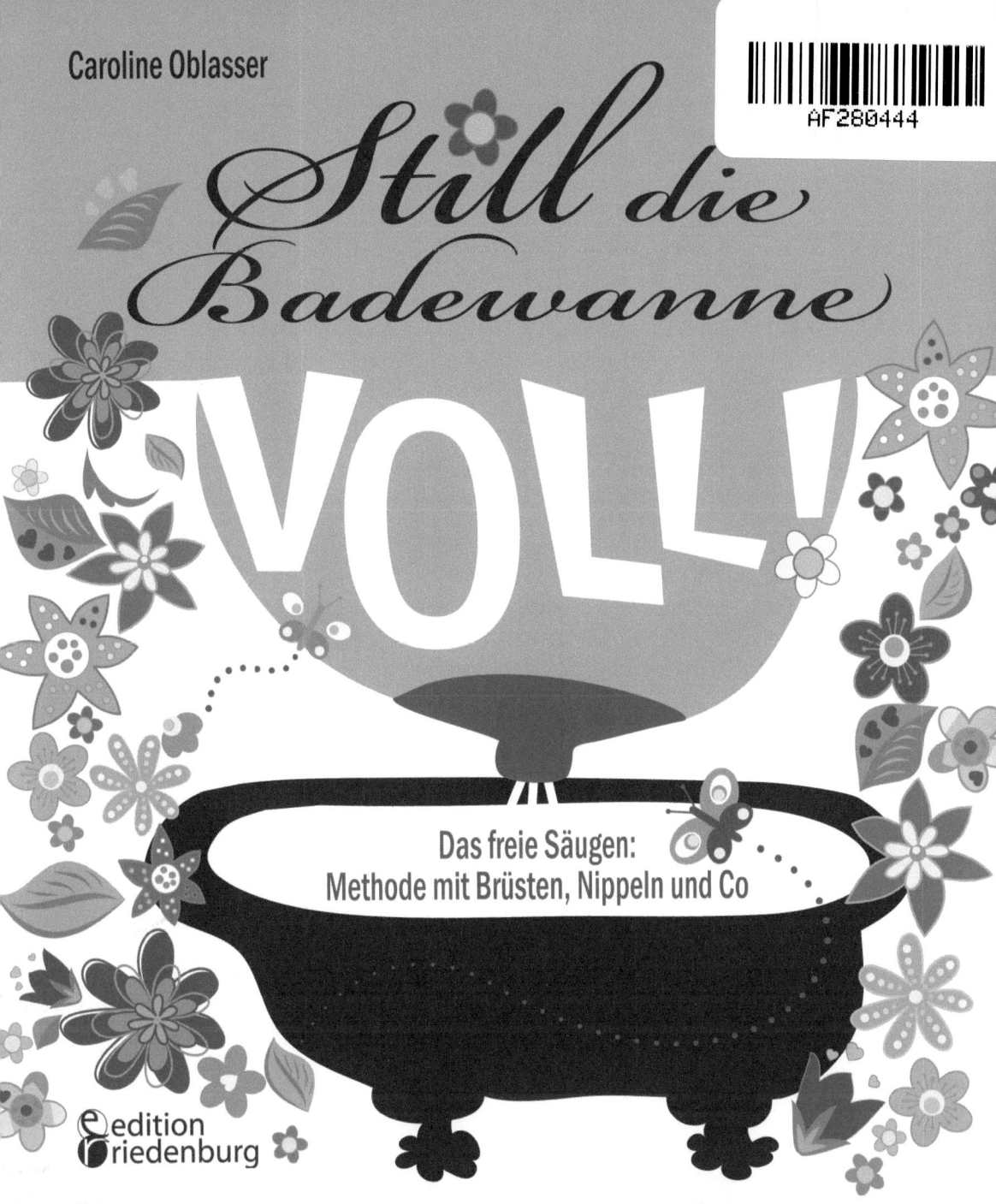

Bibliografische Information der Deutschen Nationalbibliothek
Die Deutsche Nationalbibliothek verzeichnet diese Publikation
in der Deutschen Nationalbibliografie; detaillierte bibliografische
Daten sind im Internet über http://dnb.d-nb.de abrufbar.

Besonderer Hinweis

1. Auflage	Juli 2011
© 2011	edition riedenburg
Verlagsanschrift	Anton-Hochmuth-Straße 8, 5020 Salzburg, Österreich
Internet	www.editionriedenburg.at
E-Mail	verlag@editionriedenburg.at
Fachlektorat	Ärztin Anna Rockel-Loenhoff, Unna
Lektorat	Dr. phil. Heike Wolter, Regensburg
Satz und Layout	edition riedenburg
Illustrationen	Blumen & Schmetterlinge © Olena Antonova – Fotolia.com
Herstellung	Books on Demand GmbH, Norderstedt

ISBN 978-3-902647-46-7

Was dich in diesem Buch erwartet:

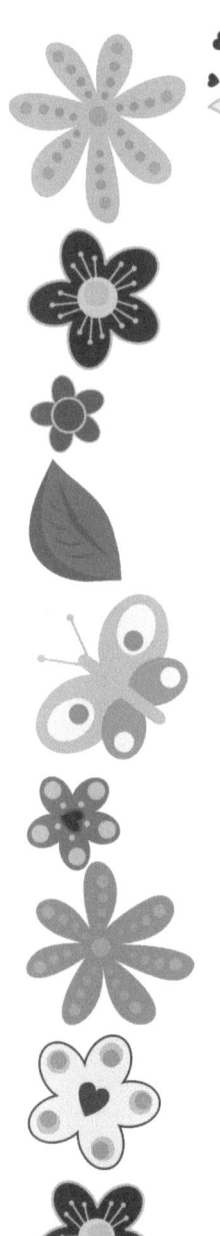

Was sind deine Brüste
für dich?

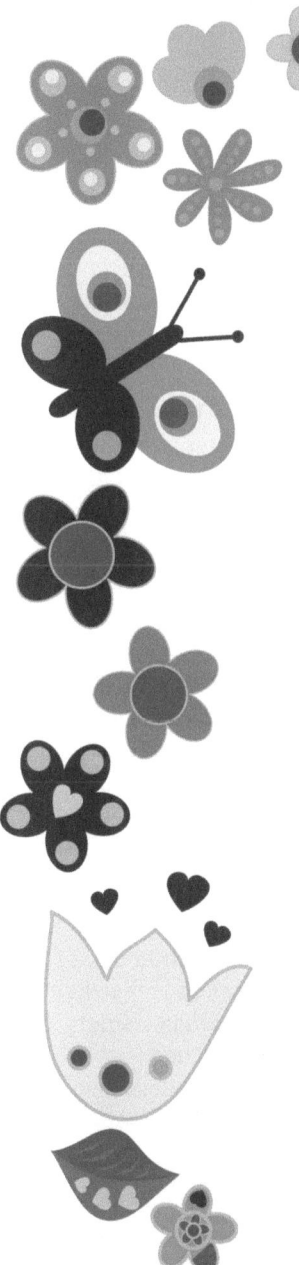

Welche (Kose-) Namen
hast du für deine Brüste?

5

Deine Brüste, ja, die können was!

Du hast dir dieses Buch gekauft oder es geschenkt bekommen. Warum eigentlich? Bist du neugierig, was du mit deinen Brüsten alles anstellen kannst? Oder stillst du bereits und möchtest wissen, wie lange das noch geht? Vielleicht bist du noch gar nicht Mutter, hast aber aus der kommerziellen Produktwerbung bereits gelernt, dass ganz kleine Babys zwar besser mit Muttermilch ernährt werden – die etwas größeren Kinder jedoch angeblich das aus Bröselmilch angemischte „Fläschchen", Wegwerfgläschen und Breie aus Papp-Packungen bekommen?

Ich möchte dich dazu einladen, deine Brust, deine Brüste, deinen Busen, deine Titten, deine Möpse, deine wie auch immer bezeichneten und gearteten Nippelträger als potente Partner neu zu entdecken und dem, was dir naturgemäß gegeben ist, vorurteilsfrei zu begegnen. Egal, ob groß, klein, unförmig oder „perfekt" geformt – das wahre Geheimnis deiner Brust lässt sich von außen nur vermuten. Erst als Stillende weißt du, was wirklich in deiner Dauermilchmaschine steckt und zu welchen Höchstleistungen sie rund um die Uhr im Stande ist. Wie es sich anfühlt, wenn die Milch einschießt und der Gedanke ans Baby schon ausreicht, das T-Shirt nass zu machen – ganz ohne Strom.

Stillen, das bedeutet vollkommene Vereinigung mit dem Säugling, Unabhängigkeit von Muttermilch-Ersatzprodukten, seinem Kind das uneingeschränkt Beste geben. Nicht nur Nahrung, sondern auch Wärme, Zärtlichkeit und schlichtweg sehr private Mutter-Zeit. Ganz schön viel Mutter-Zeit, wie du feststellen wirst, und für manche Anhängerinnen des freien Stillens etliche Jahre der durchaus gemütlichen, mitwachsenden Ein- oder Mehrmundbesauferei.

Aber Schluss mit der reinen Lobhudelei über das Stillen. Stillende wissen, dass das Stillen nicht immer einfach ist, auch wenn unsere Brüste angewachsen sind und wir doch davon ausgehen sollten, sie „bedienen" zu können. Und noch nicht Stillende werden für den Fall des Still-Versuches erfahren, dass Stillen zwar das Natürlichste der Welt ist, jedoch auch Routine erfordert und Disziplin, Verzicht und Zuversicht – und manches Mal das Aushalten von wirklich gemeinen, direkt ins Hirn schießenden Schmerzen. Du kannst sogar richtig krank werden durch schlechte Stillpositionen, dauernden Schlafentzug und permanente Überlastung – aber du kannst dich auch gesund stillen und um den gesunden Verstand stillen. Du kannst stillen, so lange du möchtest, bis du alt und grau bist, und vielleicht findest du deine spätere Profession als Amme über den ersten, schmerzhaften Stillversuch am eigenen Wurm – wer weiß?

Doch zurück zum Thema. Du überlegst, ob sich das Stillen wirklich lohnt und möchtest wissen, was du dafür bekommst? Aus deiner Sicht: die Bestätigung, stillpotent zu sein. Eine gewissermaßen lebenslange Auszeichnung für dich und deine Brüste. Diese Auszeichnung, für die es keine Plakette, keinen Pokal und leider Gottes auch kein Geld gibt, ist nicht käuflich, nicht retournierbar und nicht auf andere übertragbar. Schon gar nicht auf deinen Partner, der sich über Wochen, Monate und vielleicht auch Jahre fragen wird, wie es sich anfühlt, wenn ein glücklich schmatzendes Baby, Kleinkind und vielleicht sogar Schulkind ihre Mama der Brüste wegen noch einen Tick lieber hat als sonst.

Als stillpotente Frau

- kannst du deine Brüste bedienen und weißt auch, wie sie sich von anderen kleinen Personen bedienen lassen
- hast du die Vorzüge deines Frauenkörpers voll ausgeschöpft und brauchst dir nicht weismachen zu lassen, dass beim warmen Abspritzen und Absaugen zu wenig weißliche Flüssigkeit aus deinen Nippeln herauskommt
- ernährst du dein Kind optimal, denn wer außer dir könnte eine täglich variable, leckere Geschmacksmischung höchst effizienter, einzig von positiven Nebenwirkungen begleiteter Systembausteine für genau dein Kind produzieren, die noch dazu rund um die Uhr verfügbar ist
- nimmst du angeblich ab, wenn du das überhaupt vorhast
- wirst du zwar nicht am Busen, aber vielleicht finanziell eintrocknen, weil du in der vielen verstillten Zeit keiner Erwerbstätigkeit nachgehst und außerdem langsam aber sicher verblödest, so dass du auch nach der aktiven Stillzeit dementer bist als zuvor und dir um langweilige Bürotage keine Sorgen mehr zu machen brauchst. Dieser Punkt der Aufzählung ist eine gemeine Unterstellung, aber vielleicht hattest du ohnehin vor, dich nach der Geburt selbstständig zu machen und so Herrin deiner Zeit, des Tages, der Nacht sowie deiner, sagen wir, adaptierten geistigen Fähigkeiten zu sein ...

Stillpotente Frauen nehmen sich das, was ihnen zusteht, und zwar das Beste. Und das noch dazu kostenlos, rund um die Uhr, unter der Woche, an Wochenenden, Feiertagen, im Sommer, Winter, zu Hause oder auf Reisen, auf der Erde oder im Weltall – solltest du Astronautin sein und einen Säugling bei der nächsten Mission dabei haben.

Nach einigen erfolgreichen Jahren der Stillbeziehung zu meinen Kindern und einem recht schweren Stillstart, der durch eine unnötigerweise an mir vorgenommene Bauchoperation verursacht worden war, habe ich nun dieses Buch geschrieben – auch deswegen, um nie zu vergessen, wie die ganze Stillerei so vor sich ging und welche Gedanken mir durch den Kopf geschossen sind, wenn ich das Stillen besonders genossen habe oder es mir, warum auch immer, gerade einmal wieder unglaublich auf den Geist gegangen ist.

Du kannst als Mädchen gar nicht jung genug sein, dich mit deiner persönlichen Stillpotenz zu beschäftigen! Hör nicht auf Gerüchte und doofe Sprüche bezüglich Größe oder Form deiner Brüste. Das alles ist zufällig so zu dir gekommen und wurde dir von deinen Erzeugern mitgegeben. Für das Stillen macht es auch herzlich wenig Unterschied, welche äußere Beschaffenheit deine Brüste haben – auf die inneren Werte kommt es hier an, und die sind unabhängig vom Fettgewebe außendrum bei uns Frauen naturgemäß vorhanden, wenn es um die stillpotente Stillbrust geht.

Ich hoffe, dass dir dieses Buch Spaß machen wird und du Lust verspürst,

- deine Brüste selber zu walken und zu kneten und sie walken und kneten zu lassen,
- deine Brüste säugen zu lassen und auch mal selbst an ihnen zu saugen (probier es aus, das könnte auch bei sehr kleinen Brüsten klappen – und wenn du gerade stillst, kannst du so selber Milch bei dir trinken),
- deinen Brüsten ohne Maschinen das weiße Gold abzuzapfen und
- dich bedingungslos auf das Abenteuer Stillen einzulassen, wenn es einmal so weit ist.

Stillen ist tatsächlich ein Abenteuer, denn du weißt nicht, was auf dich zukommt. Später dann, beim zweiten, dritten und allen weiteren Kindern hast du das Stillen vielleicht(er) im Griff. Vor der ersten Stillzeit jedoch bist du eine Anfängerin.

Das Gute daran: Du brauchst fürs Stillen keinen Stillführerschein, den du in irgendeinem Vorbereitungskurs erwirbst oder gegen teures Geld in der Stillführerscheinschule kaufen musst. Die richtige Vorbereitung auf das Stillen ist vielmehr, deine Brüste zu lieben und sie als verlängerten Futterlöffel zu betrachten. Diese zwei reifen, potenten Milchknospen werden dir viel Arbeit abnehmen, dir aber auch manch schlaflose Stunden bescheren. Als echte Abenteurerin und Forscherin weißt du jedoch, dass es auf ausgetretenen Pfaden wenig Neues zu entdecken gibt und der erste Schritt in eine neue Welt daher besonders spannend ist.

Dieses Buch können Mädchen und Frauen alleine oder gemeinsam mit der besten Freundin lesen. Aber auch deine Mutter ist vielleicht daran interessiert, es einmal durchzublättern, und wird dir dann eventuell berichten wollen, ob und wie lange sie dich (und deine Geschwister, und vielleicht noch andere) gestillt und wie sie diese Zeit in Erinnerung behalten hat.

Vergiss nicht, dass du nach der Geburt eines Kindes auf unbestimmte Zeit und in unbestimmter Menge perfekt abgestimmte Muttermilch produzieren kannst, solange die Nachfrage da ist, denn die Nachfrage bestimmt das Angebot. Wenn das kein Wunder ist – was dann?

PROBLEME UND SCHMERZEN BEIM STILLEN – WAS TUN?

Solltest du Probleme beim Stillen haben – was für eine Anfängerin nichts Ungewöhnliches ist – und/oder deine Stillschmerzen trotz der im Buch beschriebenen Linderungsmethoden unvermindert stark und störend weiter andauern, zögere bitte nicht, eine Hebamme, eine Stillberaterin, eine(n) Ärztin / Arzt deines Vertrauens oder eine(n) anderweitige(n) Therapeutin / Therapeuten zu befragen.

Auch stillende Mütter und Frauen, die früher einmal selbst gestillt haben, sind Still-Expertinnen. Sie können dir eine gute Stütze in nicht so leichten Stillzeiten sein und dich dabei ermutigen, einen schmerzfreien Weg zu finden. Beschreibe, wie genau dein Stillproblem beschaffen ist und welche Art von Schmerzen du wahrnimmst.

Bedenke, dass deine Brust zwar „automatisch" Milch erzeugt, körperlicher / seelischer Stress, Unwohlsein, gewisse Nahrungsmittel oder Krankheiten das Stillen jedoch negativ beeinflussen können.

Nun aber zurück zum Wunder des Stillens und den Geschichten von Anna, Eva und Tante Lore...

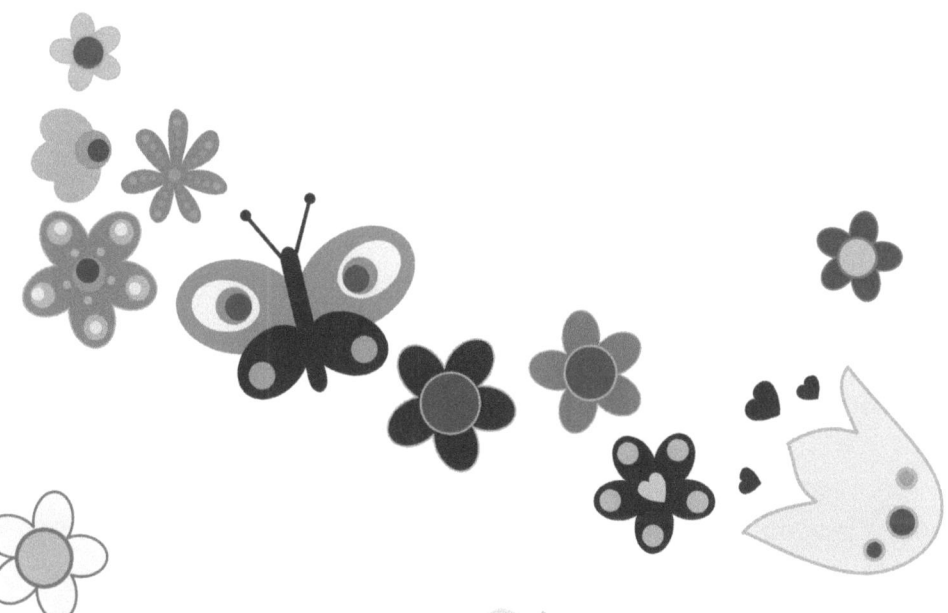

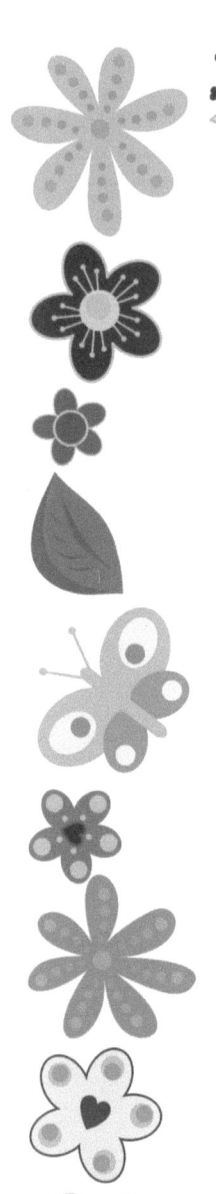
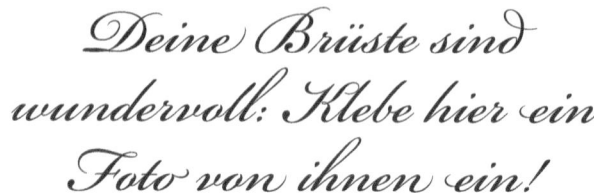

Deine Brüste sind wundervoll: Klebe hier ein Foto von ihnen ein!

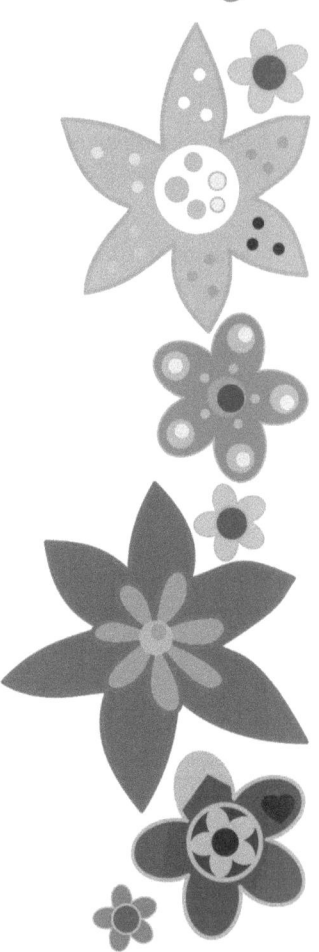

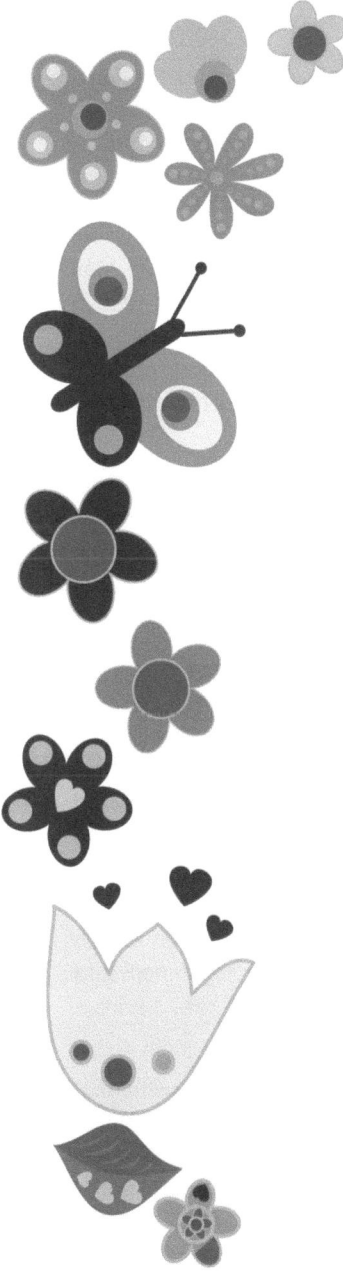

Und wie würdest du deine
Brüste zeichnen?

Annas Katzenbrüste und die Badewannen voller Milch

Anna sitzt auf dem Balkon und genießt sommerliche 30 Grad. Ihre Kinder sind das erste Mal, seit sie auf der Welt sind, nachts nicht bei ihr – und das bedeutet für Anna, dass seit über 6 Jahren das erste Mal abends, nachts, morgens und nachmittags nicht gestillt werden wird. „In der Anfangsstillzeit wäre das nicht gegangen", erinnert sich Anna an früher, „da hätte ich nach einem halben Tag pralle Brüste und spätestens am nächsten Morgen einen schmerzhaften Milchstau gehabt, autsch."

Warum Anna noch immer stillt, weiß sie eigentlich gar nicht so genau. Es hat sich so ergeben und fühlt sich einfach richtig an. Während sie ihre Brüste und die schlafenden Nippel betrachtet, klingelt ihre Freundin Eva an der Tür. „Eva, ich hatte ja ganz vergessen, dass du vorbeikommen wolltest – es lebe die Stilldemenz", lacht Anna über sich selber, und Eva verschwindet mit dem Hinweis „muss mal" aufs Klo.

Eva ist schwanger mit ihrem ersten Kind. Als sie vom Toilettenbesuch zurück kommt, fällt sie müde und mit leicht geschwollenen Beinen auf Annas Couch. „Also ehrlich", stöhnt sie, „so eine Schwangerschaft hätte ich mir leichter vorgestellt. Und meine Titten werden auch immer draller, die platzen bald noch. Fühl' mich jetzt schon wie eine Kuh." „Ich kann dich beruhigen", kichert Anna, „wenn sie überhaupt annähernd mal platzen, dann erst nach dem Milcheinschuss, so zwei oder drei Tage nach der Geburt, und selbst dann platzen sie natürlich nicht, das wäre ja ganz schön doof von deinem Körper. Vergiss nicht, ein Foto von deinen Monster-Bubus zu machen, wenn die Milch das allererste Mal eingeschossen ist! Dieses Ergebnis bekommst du sonst nur auf chirurgischem Weg. Aber leider ist der Wunderbusen nach einigen Tagen wieder abgeschwollen auf normale Stillgröße. Oder zum Glück – der wird nämlich ganz schön heiß und fühlt sich absolut unnormal an. Ich hab damals Quarkwickel draufgemacht, hat zwar ziemlich ekelhaft gestunken, war aber eine deutliche Erleichterung."

Stillen? Wunderbusen? Quarkwickel? Damit hatte sich Eva eigentlich noch überhaupt nicht auseinandergesetzt. Eheseminar, Schwangerschaft, vielleicht noch einen Geburtsvorbereitungskurs bei der Hebamme, ok, aber für danach – was sollte nach der Geburt schon Großartiges passieren? Dann war das Kind ja da und das Schwierigste überstanden. Der Wurm würde regelmäßig quäken und irgendwas würde man ihm dann wohl auch füttern. Stillen, so überlegt Eva insgeheim, das würde ja bedeuten, den Krümel rund um die Uhr bei sich haben und die Brust bei jeder Gelegenheit auch öffentlich hervorkramen zu müssen.

„Weißt du eigentlich, wie viel Muttermilch ich schon produziert habe, seit Wölfchen und Jenny auf der Welt sind?", unterbricht Anna den Gedankengang ihrer besten Freundin und stellt ihr ein Glas Wasser vor die Nase. „Nö, keine Ahnung." Eva trinkt ein paar Schluck und sieht sich das halbvolle Glas genauer an. „Da war ein Viertelliter drin, ein paar von diesen Gläsern wirst du wohl schon mit Muttermilch vollgemacht haben, wenn deine Kinder 6 und 3,5 Jahre alt sind und die Kleine immer noch den durstigen Mama-Saugnapf spielt." „Sie spielt nicht durstiger Saugnapf, sondern sie genießt ihre leckeren Mama-Zwischenmahlzeiten", korrigiert Anna und zieht Eva sanft an den Ohren. „Aber zurück zur Schätzung, was glaubst du?", will Anna wissen. „Hm, dann sagen wir einfach mal – 100 Liter Muttermilch." „Pah!", lacht Anna, „da wären meine Saugnäpfe, wie du sie nennst, aber schon längst verdurstet. In Wirklichkeit waren es grob geschätzt weit über 500 Liter Muttermilch bis zum heutigen Tag , und das sind mehr als 3 volle Ladungen meiner schönen freistehenden Tigertatzen-Badewanne."

Eva ist baff. Damit hätte sie nicht gerechnet, obwohl sie in der Schule in Mathematik die Einsen und Anna die Vieren geschrieben hatte. Aber über 5 Hektoliter und 3 Badewannen voller Muttermilch – und das aus Annas Katzenbrüsten? Das war zu viel des Guten.

„Ne, ehrlich, das glaub ich jetzt nicht…" Eva trinkt das Wasserglas leer und blickt an sich runter. „Ja jaaa", tönt Anna und deutet auf ihre relativ flachen Brüste, „klein und fein, still dich ein. Die waren auch mal größer, aber jetzt sind sie auf Dauerbetrieb geschaltet und haben den idealen Härtegrad erreicht. Produzieren nur bei Bedarf, weil ich ja keinen Handel damit betreibe. Meine Milch wird täglich frisch gemischt und ich könnte auf diese Weise geradezu unendlich lange weiterstillen, bis zum Mars und wieder zurück." „Na, jetzt übertreibst du aber", grinst Eva.

„Weißt du, Eva, auch wenn es aus heutiger Sicht so aussieht, aber für mich war das Stillen anfangs gar nicht so leicht. Es hat sogar ganz unanständig weh getan und ich war kurz davor, die Flinte ins Korn zu werfen. Und weil Babys unendlich oft trinken wollen und du das gerade dann merkst, wenn es weh tut, war die Anfangszeit ziemlich heftig." „Und danach ging es besser?" „Ja, schon. Du bekommst auch Übung im Umgang mit deinen Brüsten und guckst, dass das Kind die Warze ganz im Mund hat, sonst kannst du leicht mal wunde Brustwarzen bekommen – und das sind wirklich fiese Schmerzen. Ich glaube, irgendwann hat der Busen kapiert, dass er die Milch einfach laufen lassen soll, wenn am Nippel gesaugt wird. Vielleicht geht dieser Befehl auch vom Hirn aus, keine Ahnung."

„Wunde Brustwarzen? Hört sich ja grauenvoll an!" Eva lehnt sich schnaubend zurück und streichelt ihren Bauch. „Meine Warzen haben sogar geblutet, so sehr hatte die Kleine dran gelutscht", legt Anna nach. „Und einmal hat Wölfchen dann Blut gespuckt, weil sie mein Blut ja zugleich mit der Muttermilch getrunken hatte. Das war vielleicht 'ne Sauerei, und unsere liebe Tante Lore hatte den Schock ihres Lebens: Hilfe, das Kind verblutet, einen Arzt, einen Arzt!" „Achtung, hier kommt Baby-Vampir Wölfchen!", grummelt Eva mit betont tiefer Stimme. „Fertig machen für die nächste Filmeinstellung! Und ich dachte immer, Vampire hätten vor Werwölfen Angst." „Tja, ich bin ja froh, dass ich damals selber sofort wusste, woher das Blut kam, sonst wäre ich wohl noch wirklich in die Klinik gefahren, und wer weiß, wie es uns dort ergangen wäre." „Eh klar", meint Eva, „sie hätten eine kräftige Knoblauchkette um Wölfchens Hals gelegt und dann den Geisterjäger gerufen." „Exakt!", bestätigt Anna.

Die Freundinnen lachen und prosten sich mit ihren Wassergläsern zu. „Auf unser Stillblut, Schwester der Nacht!" „Auf unser Stillblut, Schwester des Tags, des Abends, der Nacht und der frühen Morgenstunden", ergänzt Anna. „Weißt du, Eva, mit einem gestillten Säugling lernst du die Stunden des Tages und der Nacht ganz neu kennen. Die Zeiteinteilung wird irgendwie, sagen wir, flexibler." „Wie meinst du das?", möchte Anna wissen. „Ich dachte, Babys schlafen dann schon bald mal durch, also zumindest die, die das Fläschchen bekommen. In der Werbung ist es jedenfalls so." „Durchschlafen?" Anna lacht laut. „Lass mich überlegen, seit wann meine Kinder nun durchschlafen ... nein, anders formuliert. Lass mich überlegen, wie oft sie überhaupt schon durchgeschlafen haben. Durchschlafen, was bedeutet dieses Wort eigentlich? Steht es im Duden? Wenn nicht, existiert es wohl auch nicht."

Eva lächelt leicht irritiert. Ihr Schlaf war ihr heilig, und schon jetzt fand sie das Bedürfnis, nachts auf die Toilette zu gehen, besonders unangenehm. Wenn dann auch noch ein quengelnder Säugling dazu kommen würde, der außerdem an ihren schmerzenden Möpsen saugen wollte – nicht auszudenken!

„Das Gute ist, dass du nachts nach dem Stillen rasch wieder einschläfst – dafür sorgt dein Körper und spendet dir ein paar einschläfernde Stillhormone." „Ah, dann ist's ja gut", findet Eva. „Und tagsüber, da penn ich dann auch weg nach dem Stillen, oder wie?" „Du bist ein bisschen belämmert, durchaus. Und einfach gluckiger drauf als sonst. Das Autofahren solltest du nach ausgiebigen Still-Sessions vielleicht besser in einen Spaziergang umwandeln, bei deinen Einparkkünsten." „Frechheit", boxt Eva ihre Freundin, und ergänzt: „Ich wollte zu Beginn mit dem Zwergerl sowieso erst mal nicht Autofahren, so ein Knirps ist doch total zart." „Sehr gute Entscheidung", lobt Anna. „Steck dir den Krümel am besten in ein Tragetuch, dann kannst du ihn nirgendwo vergessen, er rollt dir im Kinderwagen nicht vor ein Auto und ein freilaufender Hund frisst ihn auch nicht auf, weil er irgendwo mutterseelenalleine herumliegt. Außerdem lieben Babys das Geschaukel an Mamas Körper, die kennen das ja nicht anders und fühlen sich dann wie zu Hause in der Gebärmutter. " Das Baby vergessen, vom Auto überfahren, Hundefraß? Eva kommt kaum noch mit, aber Anna muss es ja wissen als zweifache Mutter. Und irgendwie klingt das, was Anna sagt, auch logisch, findet Eva.

„Sag mal, das mit dem Stillen und dem Tragetuch und so ist ja die eine Sache", traut sich Eva mit ihrer Frage an Anna heraus, „aber du hast ja wirklich sehr kleine Dinger. Dachtest du nicht, dass du vielleicht gar nicht stillen kannst? Eine Bekannte von mir, die meinte, es hätte eben nicht geklappt. Die hat auch so kleine Brüste wie du." „Ganz ehrlich? Ich hätte mir immer einen Busen gewünscht, der mindestens drei Mal so groß ist wie mein eigener. Heute bin ich froh, dass er so klein ist – nicht mal in der Stillzeit hab ich einen BH gebraucht, und Joggen kann ich auch ohne Spezialwäsche. Für das Stillen spielt es ja offenbar überhaupt keine Rolle, wie viel Holz vor der Hütte hängt. Klar, das Kind musst du mit einem kleinen Busen relativ nah an dich heranziehen, aber das ist auch schon alles." Anna streichelt liebevoll über ihre Brüste und spricht mit ihnen: „Ja, ihr beiden Spritzbubus, ihr habt viel Geld gespart und Mama gute Hormone verschafft."

„Mit dem Sparen hast du echt recht", bemerkt Eva. „Ich war vorhin im Drogeriemarkt und hab mal genauer geschaut, weil es mich interessiert hat. Eine Packung Milchpulver kostet je nach Marke schon so um die 10 Euro – ganz schön heftig, findest du nicht? Bei den Hinweisen steht dann, dass man das Wasser kochen muss und es danach abkühlen lassen soll. Dann mischen, nochmal abkühlen, kosten – wenn das Baby echt durstig oder hungrig ist, wird es aber wohl plärren, bis die Mischung fertig ist, oder?" „Keine Ahnung", zuckt Anna mit den Schultern, „ich hab das nic ausprobiert, weil ich ja immer genug Milch gemacht hab und mich außerdem mit der Panscherei gar nicht auskenne. Wölfchen und Jenny haben die ersten 6 Monate sowieso nur Muttermilch getrunken, keinen Tee, kein Wasser, kein gar nix." „... Und dann schreiben sie, dass man das Zeug sofort verfüttern soll und alle Reste wegwerfen muss." Eva hat die Packungsbeschriftung offenbar sehr genau studiert und gerät fast in Rage. „Das heißt ja, dass ich regelmäßig Geld wegwerfe. Da könnte ich doch gleich mein Geld ins Klo werfen, wenn ich das halbvolle Fläschchen wegwerfe."

„Tust du ja auch, Geld ins Klo werfen, wenn du nach dem unnötigen Milchpulver für die übel stinkenden Ausscheidungen des unnötigen Milchpulvers auch noch unnötige Babywindeln kaufst", zwinkert Anna Eva zu – aber für Annas Windelfrei-Partie ist Eva definitiv zu zivilisiert und wechselt rasch das Thema. Auf einen Vortrag über Babys, die an Frischluft einen herrlichen Milch-Joghurt-Duft-Brei von sich geben und ins Waschbecken pieseln, hat sie nämlich gerade überhaupt keine Lust.

„In unserem Haus ist das Leitungswasser ja nicht so super, also für Babys, mein ich jetzt. Wenn ich nach der Geburt jeden Tag noch extra Flaschenwasser kaufen muss für die Babymilch, wird es ja noch teurer. Und schleppen muss ich auch alles in den vierten Stock ohne Lift."

„Stimmt!", bestätigt Anna. „Dabei hast du den Strom noch nicht einkalkuliert, den du benötigst, um das Wasser zu kochen und die Flaschen zu reinigen, und überhaupt alles Equipment, das du brauchst, um deine Flaschenküche über Jahre zu betreiben. Die Industrie hält viele schöne Produkte für nicht stillende Frauen parat, und als ehemalige Werbetussi weiß ich, dass es für Muttermilch-Ersatznahrung viel Budget gibt. Werbegelder, um alle nichtsahnenden Frauen von der Notwendigkeit der Nichtwirksamkeit ihrer angewachsenen Wackelpuddinge zu überzeugen. Wir hatten in der Agentur ja immer auf die globale Stilllegung der Brüste gehofft, und ich war so blauäugig, auch noch gute Slogans dafür zu erdichten. ‚Die Folgemilch der Muttermilch' und lauter so einen Käse haben wir damals in die Kampagnen geschrieben und die eintönige Bröselmilch unseres Kunden öffentlich schmackhaft gemacht. Hast du die neue Mamamuh-Werbung im Fernsehen gesehen?", fragt Anna ihre Freundin. Sie steht auf und runzelt die Stirn. Mit tiefer Stimme grollt sie: „Stillen ist ganz toll für Ihr Baby, aber für die Zeit hinterher, also für die Zeit, wo Sie Ihre Möpse abmontiert und beim Drogeriemarkt des Vertrauens eingelagert haben, gibt es von Mamamuh brontosauroidiotische Flaschennahrung. Damit wächst Ihr Eisbär wie ein Saurier und frisst Ihnen nachts die Möpse nicht ab. Bronto, Babys Qual, Mamis Wahl."

Anna kriegt sich nicht mehr ein vor Lachen und auch bei Eva wackelt der pralle Bauch auf und ab. „Die Zeit nach dem Stillen, das ist überhaupt das Beste. Als ob ich für die Zeit nach dem Stillen Ersatzkram bräuchte. Immerhin bekommt so ein Kind mit der Zeit ja auch ein paar Zähne und kann dann praktischerweise normale Nahrung damit zerkleinern." Anna schüttelt den Kopf. Und Eva meint: „Ist dir aufgefallen, dass die Babys in der Flaschennahrung immer jünger werden? Die sind doch nicht älter als 4 oder 5 Monate, und dann wird schon von der Zeit nach dem Stillen gesprochen. Echt, als ob die Brust auf einmal aufhören würde, Milch von sich zu geben." „Genau", unterbricht Anna, „die Titte hängt dann ein Schild raus mit der Aufschrift ‚außer Dienst, ab jetzt findest du meinen Inhalt im Regal'. Und weil die Brüste untereinander kommunizieren, hängen sie alle das gleiche Schild raus und so kommt es, dass keine Brust der Welt länger als 4 oder 5 Monate Muttermilch produziert. Darauf hatten wir in der Agentur immer gehofft, jeden Tag aufs Neue. Aber leider dachten ein paar Super-Öko-Mamas, sie dürften tatsächlich länger stillen, als es ihnen der liebreizende Werbeonkel offiziell erlaubt."

„Ist ja witzig, dass ausgerechnet meine Freundin, die Werbetussi, jetzt so eine Super-Öko-Mama ist. Deine Agentur würde dich wohl hochkant rauswerfen, wenn du nicht schon gekündigt hättest." „Könntest recht haben, Eva. Ich würd ja gern Busen-Werbung machen, aber da ich den Busen als Produkt nicht verkaufen kann, gäbe es wohl keinen Auftraggeber und somit auch kein Geld, ist doch schräg, oder? Geld gibt es eben nur für den Kommerz. Die Natur braucht keine Werbung für sich zu machen. Wobei ich Werbung für meinen Milchkaffee ganz witzig fände. Und weil ich es doch nicht lassen kann, hab ich neulich mal ein Sujet entwickelt. Guck!" Anna reicht Eva ein Blatt Papier. Darauf ist eine Werbeanzeige gedruckt.

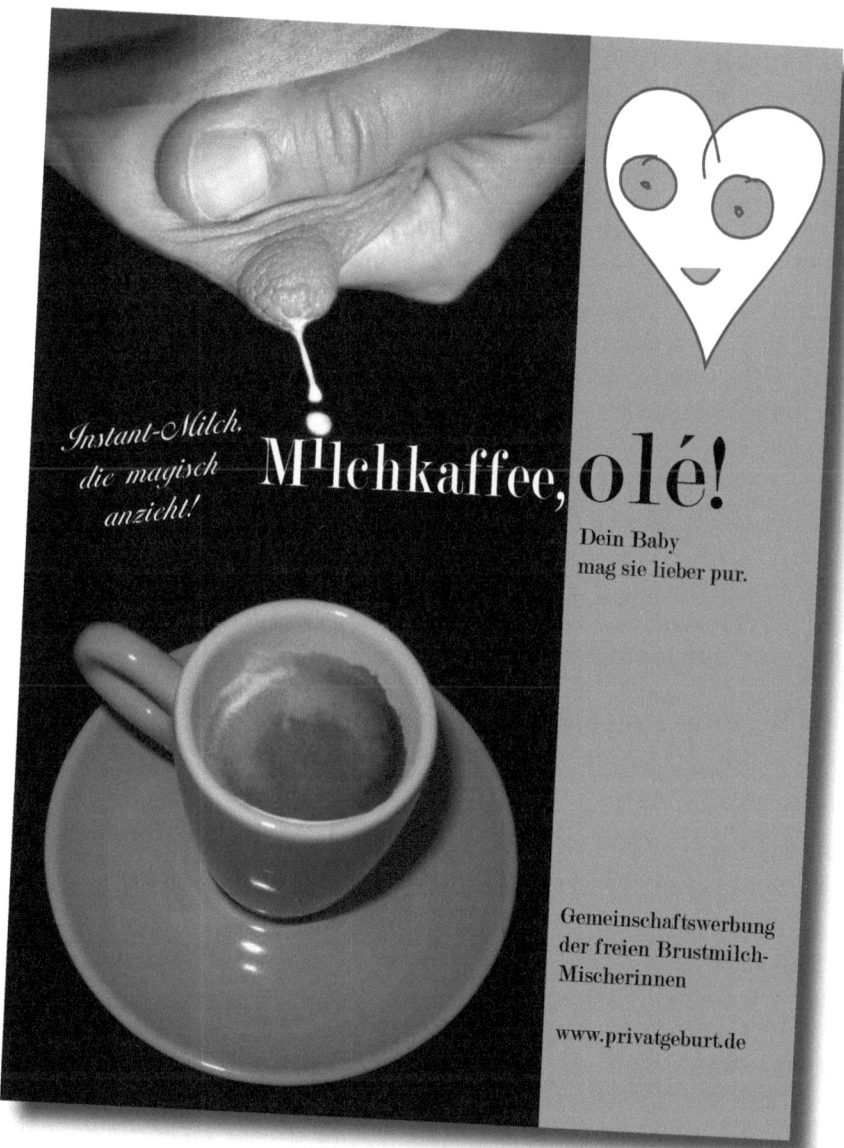

17

„Anna, du hast schon einen ordentlichen Milchschuss in der Birne", kichert Eva. Ja, diese Werbung, die wäre ganz nach Annas Geschmack für die erste weltweite Busen-Kaffeesahne-Werbung ...

Von ihrem Ausflug zu den Vampiren, Eisbären, Sauriern und Badewannen müde geworden, legen die Freundinnen ein kleines Schwatzpäuschen ein. Bis sich Evas ungeborenes Kind mit Schluckauf meldet und ihr Bauch lustige Beulen bekommt. „Guck, dein Kleines regt sich über die Bröselmilch-Geschichten auf", begutachtet Anna das wubbelige Schauspiel. „Wir sollten ihm erklären, dass es sich auf leckere, buttergelbe bis elfenbeinweiße Öko-Bio-Milch seiner Mama freuen darf und keine Packungen oder Milchkaffeemaschinen-Pads zu fürchten braucht." „Recht hast du", bestätigt Eva.

„Und wenn's bei mir mit dem Stillen wirklich nicht klappen sollte, kann ich ja immer noch einkaufen gehen." „Warum sollte es denn nicht klappen?", hakt Anna nach. „Keine Ahnung, ich weiß ja gar nicht, ob bei meinen Möpsen auch so viel Milch herauskommen kann wie bei dir." „Also die Sache ist eigentlich ganz einfach", erklärt Anna. „Das Kind saugt, und die Brust macht Milch. Verstanden?" „Ja, verstanden." „Und wenn das Kind nicht saugt, macht die Brust keine Milch. Auch verstanden?" „Ja, auch verstanden."

Anna ist zufrieden und reicht Eva ein Taschentuch. „Was soll ich jetzt damit? Ich hab weder Schnupfen noch eine Pollenallergie, und Klopapier war vorhin auch genug da." „Du sollst mal probieren, ob schon was rauskommt aus deinen Bubus", flüstert Anna geheimnisvoll. „Hast du denn überhaupt schon mal dran rumgequetscht?" Eva ist irritiert und läuft rot an. „Nein, noch nie. Wie kommst du denn darauf? Ich kann doch nicht in der Schwangerschaft anfangen, meine Titten zu melken! Was würde mein Kind dazu sagen? Und mein Mann? Und überhaupt. Meine Mutter hat das sicher auch nie gemacht."

„Hm", überlegt Anna, „aber dein Kind, dein Mann, und deine Mutter sind jetzt nicht schwanger und neugierig darauf, ob später mal Milch aus ihren Titten kommt, oder?"

„Da hast du auch wieder recht", kichert Eva. Sie überlegt noch eine kurze Weile und kramt dann ihre rechte Brust hervor.

„Anna, du kennst meine Lina und Rena ja schon aus dem Schwimmunterricht. Darf ich vorstellen, ihr Prallmöpse, Anna, die Badewannen-Stillerin." „Sehr erfreut", macht Anna einen Knicks und deutet eine tiefe Verbeugung an. „Ich brauch mir aber nicht zu merken, welche Lina und welche Rena ist, oder? Du weißt ja, meine Stilldemenz." „Anna, das ist überhaupt nicht schwer: Linksa und Rechtsa, Lina und Rena. Kapiert?" „Alles klar", nickt Anna. „Warum ich da nicht so draufgekommen bin, eine Schande. Aber damals in der Schule hatten sie meines Wissens noch keine Namen, oder?" „Das stimmt", bestätigt Eva, „allerdings waren sie damals auch noch gleich groß, heute ist Rechtsa praller angeschwollen und ich finde, das alleine rechtfertigt eine Namensgebung."

„Wie dem auch sei – nun ist es an der Zeit für Rechtsa, ehm, für Rena, das erste flüssige Nahrungsgold ihres Lebens von sich zu geben. Bitte sehr." Anna setzt ihre Sonnenbrille auf und geht ganz nah an Rena ran. „Anna, guck nicht so dreist! Ich kann das jetzt nicht so einfach, da was rausbekommen. Ich weiß ja gar nicht, wie man das Teil anfasst, damit es Milch hergibt. Ist ja auch noch kein Baby da, vielleicht ist noch nix drin?" „Doch, doch, das geht, glaub mir. Bei mir war damals in der Schwangerschaft auch schon was drin. Hast du schon mal einen Bauern gesehen, der eine Kuh mit der Hand gemolken hat? So ähnlich funktioniert das auch beim Busen. Streich mal von hinten nach vorne – so, die Hand etwas unterhalb der Brust. Und dann probier, mit Daumen und Zeigefinger etwas fester zuzudrücken, damit die Brustwarze nach vorne kommt. Siehst du?"

Anna zeigt Eva, wie Muttermilch langsam aus ihrer Brust tropft. Sie ist weißlich und quillt aus der Warze hervor. „Und wenn ich fester andrücke, dann spritzt es weit. Willste sehen?" Anna tritt ein paar Schritte zurück und spritzt ihre Milch in Richtung Eva.

„Ist ja krass!", findet Eva, die mit ihrem eigenen Melkversuch noch nicht so erfolgreich ist. „Ja, du machst das schon ganz gut!", lobt Anna ihre Freundin. „Es sollte nicht weh tun, wenn du etwas in Übung bist und sich die Brust ans Melken gewöhnt hat, geht es ganz leicht und du kannst auch später ohne Gerätschaften überschüssige Muttermilch abdrücken. Am Tag, in der Nacht, im Liegen, im Stehen, am Strand, im Bett, im Zug – immer und überall."

„Ist ja witzig", meint Eva, „und ich dachte immer, zur Muttermilch gehört die Milchpumpe irgendwie dazu, wenn man ohne Baby was rauskriegen möchte." „Haha, Milchpumpe. Die Brust war ja wohl vor der Milchpumpe da. Aber klar, manche Frauen wissen halt gar nicht, dass es mit der Hand auch geht – die kaufen dann Milchpumpen und freuen sich, dass mit der Pumpe der Firma X Muttermilch aus ihren Titten kommt. Ich kenne mich weder mit Flaschenmilch noch mit Milchpumpen aus, in 6 Jahren hab ich das alles kein einziges Mal gebraucht und finde nicht, dass ich etwas verpasst hätte …"

„Da!", ruft Eva, „es funktioniert tatsächlich!" Wie gebannt schaut sie auf ihre Brust und sieht, wie helle Flüssigkeit herausrinnt. „Ist meine Milch sauer? Sieht aus, als wären da ein paar Bröckchen drin." „Keine Angst, Eva, die Milch kann gar nicht sauer werden in deiner Brust. Die wird immer frisch gemixt und ist dann prompt verfügbar. Keimfrei und durch deine Warze luftdicht verschlossen. Genialerweise sogar schon jetzt, für den Fall, dass dein Baby gleich mal geboren wird, was wir natürlich nicht hoffen." „Nein, Hilfe, bitte nicht, das darf ruhig noch ein paar Wochen drin bleiben, Butzibub, deine Milch ist überhaupt nicht sauer, und du brauchst dich auch nicht zu beeilen, Mama hat sich für dich frei genommen und alle anderen Termine der nächsten Monate abgesagt, damit du freie Bahn hast."

„Wunderbar", findet Anna und dreht den Fernseher an. „Nun, da wir wissen, dass auch aus Eva Blauhäusers Brust tatsächlich eine seltsam flockige Form sauriologischer Bio-Milch heraussträufelt und sie auf dem besten Weg dazu ist, unsere vierte gemeinsame Badewanne vollzustillen, können wir uns doch ganz entspannt unserer Lieblings-Castingshow im TV widmen, was meinst du?" „Ja, guck du nur, ich probier derweil weiter, ist ja viel spannender als die Glotze. Sieh doch nur, das Taschentuch wird schon richtig feucht – es ist ein bisschen gelb, als ob ich Pipi drauf gemacht hätte …"

Eva ist am Nachmittagsprogramm nicht mehr interessiert und widmet sich voller Eifer ihren Brüsten. Bald hat sie den Dreh – besser gesagt: den Druck raus und kann ihre wässrig-klare Milch mit melkenden Bewegungen gezielt aufs Taschentuch träufeln. „Kriegt man aber schon bisschen Muskelkater davon", stellt sie nach rund einer Stunde des Abmelkens fest. „Tja, ist halt alles Übungssache – Training macht die Meisterin! Überlass das Absaugen besser dem Baby, dann kannst du faul danebenliegen und dich fein beschleckern lassen", meint Anna.

„Und das Baby, wie halte ich das eigentlich beim Stillen?" „Wenn du sitzt, hältst du es am besten mit deinen Armen fest", lacht Anna. „Haha, wäre ich gar nicht draufgekommen", meckert Eva. „Aber du kannst auch mein halbrundes Stillkissen haben, ich brauch es nicht mehr. Oder nimm einfach normale Polster, die du um dich herum schlichtest, wie du es am liebsten hast. Das Wichtigste ist, dass du das Baby zu dir heranziehst, sonst bekommst du Rückenschmerzen." „Ah, danke für den Tipp, Anna. Also, Kissen, Baby, Brust ist ja dran – brauch ich sonst noch was?" „Buch, Fernbedienung, Telefon, Glas Wasser, einen Diener oder Catering-Service – je nachdem, wie lange du am Stück stillst. Das kann ja schon mal länger dauern, anfangs sagen wir 20 oder 30 Minuten, und das alle 3 bis 4 Stunden. Und wenn man da ewig sitzt, tut ein bisschen Ablenkung schon gut. Durst kriegt man auch meistens, was ja logisch ist, weil gleichzeitig was abfließt aus dem Körper." „Alles klar", nickt Eva.

„Und im Liegen geht es auch, hast du gesagt?" „Logo! Im Liegen ist es sowieso am angenehmsten, finde ich. Da kannst du super entspannen, und vor allem nachts ist es wichtig, dass du das Stillen im Liegen auch beherrschst." „Was gibt es denn da zu beherrschen?", wundert sich Eva. „Ok, beherrschen klingt vielleicht zu krass. Ich meine: Du brauchst am Anfang vielleicht noch ein Kissen für dich und das Baby, damit du deinen Rücken und den des Kindes gut abstützen kannst. Sonst rollt dir das Kind davon, und du selber rollst auch, und das geht gar nicht. Beim Stillen solltest du möglichst ruhig sein, immerhin möchte das Kind ja auch schlucken, und außerdem verliert es die Warze aus dem Mund, wenn es zu sehr wackelt." „Leuchtet mir ein", bestätigt Eva. „Das heißt, ich richte mir das alles her und mach dann das Licht an, damit ich die

Sachen auch finde, oder?" „Nö, das brauchst du eigentlich nicht, das Licht. Das Baby und die Kissen wirst du ja wohl so ertasten können, und zur Warze findet dein Kind von ganz alleine, wenn du es halbwegs in die richtige Position bringst. Die duftet so lecker, daran kann kein Säugling vorbei. Zack, schon ist sie im Mund, schmatz schmatz schmatz. Üb das Stillen im Liegen ein paar Mal am Tag, dann klappt es auch bei Dunkelheit problemlos. So war es zumindest bei mir."

„Und wie weiß ich, wann das Kind fertig ist? Meine Möpse haben ja kein Sichtfenster. Muss ich das Kind nach dem Stillen dann wiegen, oder wie?" „Eine Babywaage, genau", lacht Anna. „Das war mein größter Fehlkauf der letzten sechs Jahre, hab sie längst dem Flohmarkt gespendet. Damals dachte ich auch noch, eine Waage, das muss sein. Wie soll ich denn sonst feststellen, ob das Baby auch genug getrunken hat und ordentlich zunimmt?" „Und, warum war die Waage ein Fehlkauf? Wie willst du es denn sonst feststellen, das mit dem Zunehmen?"

Eva runzelt die Stirn, und Anna deutet auf ihre Augen. „Augenmaß, Eva. Du siehst es deinem Kind an, ob es gesund ist. Außerdem spürst du die Fettpölsterchen und bemerkst an der Pipi-Menge, ob es genug trinkt." „Und an der Kack-Menge wohl auch, oder?" „Nicht unbedingt. Kinder, die nur Muttermilch zu sich nehmen, kacken manchmal tagelang gar nicht, und das ist auch vollkommen normal. Es kann aber auch sein, dass sie mehrmals täglich kacken, und auch das ist normal. Wenn du voll stillst, ist alles so normal, dass es fast schon unnormal ist", kichert Anna.

„Also ich lass das jetzt einfach mal alles auf mich zukommen", beschließt Eva. „Irgendwie hast du ja schon recht. Da werde ich mit zwei Titten am Oberkörper geboren – die sind ja nicht nur für meinen Mann oder den teuren BH reserviert. Wäre wohl eine Spur zu aufwändig, Möpse nur für Männer oder Wäschefirmen anwachsen zu lassen." „Korrekt", bestätigt Anna. „Wobei ich den BH ja dann für die Stilleinlagen brauche, die ich im Regal entdeckt habe", meint Eva. „Nicht zwangsläufig", korrigiert Anna ihre Freundin. „Bei Wölfchen dachte ich auch noch, die T-Shirt-Überflutung kann ich nur mit Stilleinlagen auffangen – Unmengen hab ich davon verbraucht, das ging ganz schön ins Geld und irgendwie tat mir die viele Milch leid, die ich auf diese Weise verloren hab. Dann gab mir meine Hebamme den Tipp, die Brust einfach so lange abzudrücken, bis das Prickeln vorbei ist und keine Milch mehr einschießt."

„Abdrücken? Wie meinst du das?" „Wie beim Gartenschlauch", erklärt Anna. „Du kannst ihn entweder umknicken, also die nackte Warze umknicken, wenn du an sie rankommst. Noch praktischer und überall anwendbar ist allerdings, mit dem Arm oder der flachen Hand auf die Brustwarze zu drücken. Die Brust checkt dann: Aha, hier kommt nix raus, halt ich es besser mal zurück. Und nach einer halben Minute oder so ist der Laden dicht und du läufst nicht mehr aus."

„Ist schon eigenartig", wundert sich Eva. „Einerseits läuft nix raus, andererseits kommt das Baby aber an die Milch ran. Wie macht es das eigentlich?" „Ganz clever", lächelt Anna. „Es ist eine Mischung aus sanftem Druck der Kauleisten und Zungenmelken, der Warzenvorhof wird so stimuliert und voilà, heraus tritt die Milch. Manchmal kannst du auch beobachten, wie dein Baby eine Art Milchtritt einsetzt, damit es an noch mehr Milch herankommt." „Wie, mit den Fü-ßen?", ist Eva entsetzt. „Nö, das nennt man nur Milchtritt, weil es im Tierreich zum Beispiel bei Katzen beobachtet wird, und die haben ja nun mal keine Hände. Dein Baby macht es natürlich mit den Händen, den Fäustchen. Es klopft dann auf die Brust, vielleicht auf die, wo es gerade nicht dranhängt. Und wenn das Baby etwas älter ist, knetet es vielleicht die Brust durch und regt sie so dazu an, ganz viel Milch in kurzer Zeit abzugeben." „Also, wenn das Baby so alt ist, dass es die Möpse so geschickt kneten kann wie mein Mann, dann verdient es aber schon sein eigenes Geld – und vor allem hat es dann auch schon gefährliche Zähne!"

„Moooment", wirft Anna ein. „Das Kneten, das lernen die Kinder relativ rasch, und das hat auch nicht unbedingt etwas mit Erotik zu tun. Klar, kann schon sein, dass es sich äußerst angenehm für dich anfühlt, wenn du in der richtigen Stimmung bist, aber meistens wirst du wohl weniger an Sex denken, wenn du stillst, sondern eher daran, dass dein Baby halt das bekommt, was es braucht." „Ok, aber die Zähne? Das beißt doch dann rein in die Titte, wenn es etwas älter ist. Wie hältst du das bloß aus?" „Ich halte das gar nicht aus, weil es nichts auszuhalten gibt. Jenny

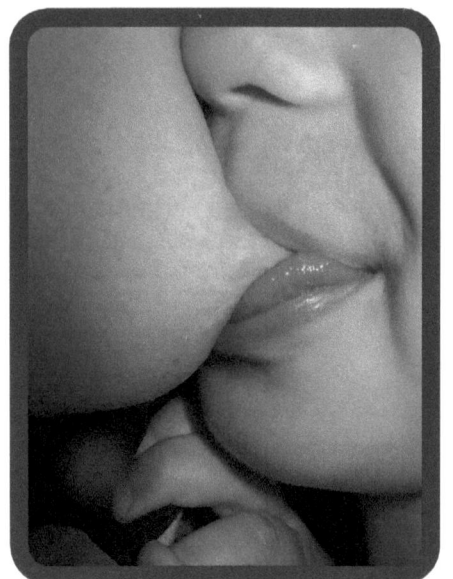

weiß, dass sie nicht zubeißen darf – ich glaub, sie hat das ein oder zwei Mal gemacht. Da hab ich sie geschimpft, und gut war's."

„Aber sie beißt doch sicher nicht absichtlich, oder? Ich meine, wo Zähne sind, da wird auch gebissen. Den Gedanken daran finde ich gerade ziemlich scheußlich." Eva ist die Lust aufs Stillen mit einem Mal vergangen. „Mensch Eva", muntert Anna sie auf. „Du hast noch nicht mal ein Baby ohne Zähne und hast schon Angst vor Babys mit Zähnen? Da brauchst du jetzt wirklich keine Panik zu schieben."

Anna sucht ein Foto auf ihrem Tablet-PC. „Guck mal", meint sie zu Eva, „da kannst du erkennen, dass mein Saugnapf wirklich ein Saugnapf und kein Beißer ist. Siehst du, wie geschickt Jenny die Zunge über die unteren Zähne legt? Und oben drückt sie nur mit der Lippe auf den Busen."

„Tatsächlich!" Eva ist begeistert. „Das ist also eine Art Zahn-Zungen-Lippen-Isolierung." „Wie auch immer du das nennen möchtest", meint Anna. „Diese Spezial-Isolierung ist jedenfalls so weich, dass du als Mutter in den allermeisten Fällen überhaupt nichts von den Zähnen deines Saugnapfes spüren wirst." „Na, dann bin ich ja beruhigt."

Eva schaut auf die Uhr. „Schon 18 Uhr? Ich hab komplett die Zeit übersehen." „Wir sind halt immer noch dieselben Quatschtanten wie früher", gähnt Anna und verabschiedet sich von ihrer Freundin. „Rufst mich einfach an, wenn du Fragen hast, ok?" „Geht klar, Anna. Mach's gut!" „Ciao, komm gut heim!"

Mit zwei Brüsten, eigener Milch und einem Kopf voller neuer Ideen fährt Eva nach Hause. Und irgendwie hat sie Lust darauf bekommen, die erste Badewanne vollzustillen ...

WIE GING ES WEITER?

Eva hat, wie Anna auch, ihre Tochter Smarit eines Nachts zu Hause geboren. Ziemlich bald nach der Geburt wollte Evas kleiner Saugnapf ran an die duftende Warze und hat sie dann so schnell auch nicht mehr losgelassen. Weil Eva zwar wusste, dass sie Milch machen kann, aber trotz Annas theoretischer Erklärung noch nicht so recht wusste, wie sie Smarit anlegen soll, bekam sie nach 2 Tagen offene Brustwarzen und hat erst mal ordentlich geschimpft – und gelitten.

„Smarit, das tut sauweh, warum hast du schon wieder Durst?" Doch nach ein paar Oben-Ohne-Tagen an frischer Luft und Sonne, weiteren Tipps von Anna und ungefähr zwei Wochen Zeit wurde es mit dem Stillen bei Eva deutlich besser.

Neulich trafen sich die Freundinnen im Waldbad. Während Eva ihre kleine Smarit am Strandtuch stillte und auch Annas Jenny immer mal wieder zum Trinken vorbeigetrabt kam, beobachteten sie, wie eine andere Mutter verzweifelt nach einem Stromanschluss für ihren Wasserkocher suchte.

„Mensch, was bin ich froh, dass ich mir die Bröselmilch nicht angetan hab. Ohne dich wäre ich vielleicht auch der Werbung auf den Leim gegangen, Anna." „Da siehste mal – wir Werbetussis sind in Wirklichkeit eben schlaue Bio-Mütter, und die sollten als Kommunikations-Asse die besten Erfindungen des Körpers doch auch an ihre besten Freundinnen verraten."

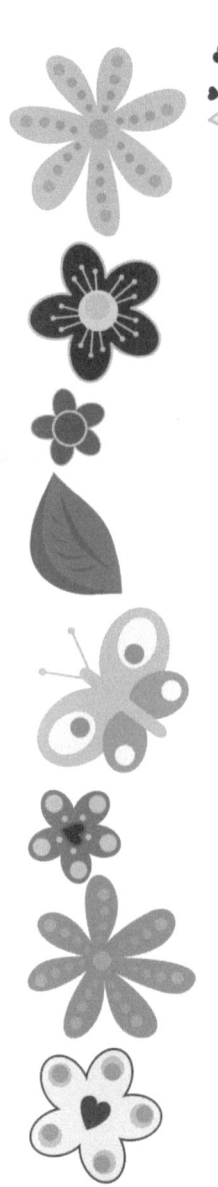
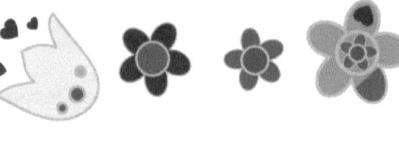

*Mit wem sprichst du
über deine Brüste?*

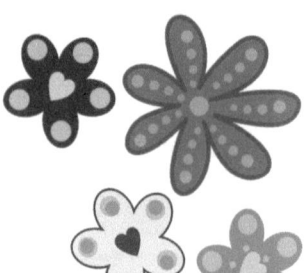
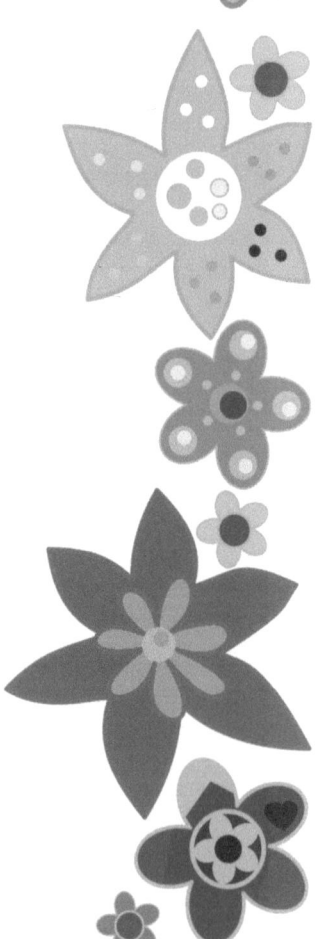

Wer darf an deine Brüste ran?

Tante Lore und der Fencheltee

„Anna hat einen Stillwahn", sagte Annas Tante Lore, die gegenüber wohnt, zu Beginn von Wölfchens Stillzeit öfters mal, und Sachen wie: „Das gibt's doch nicht, dass dieses Baby schon wieder trinken muss! Du hast damals alle 4 Stunden ein Flaschi bekommen und nachts ganz brav durchgeschlafen. Für Zwischendurch hatte deine Mama ein Teeli – und sieh, was aus dir geworden ist, so falsch kann diese Ernährung doch nicht gewesen sein. Zumal uns Ottilie später dann die ganzen Gläschen auch noch geschenkt hat. Wie teuer das alles gewesen wäre!"

Lore, die Annas Cousin Claus nur knappe zwei Wochen und seinen Bruder Justus gar nicht gestillt hatte, verstand nicht, wie Anna so lange die „Milchkuh" spielen konnte. „Bei Claus war die Milch auf einmal weg, als er wegen seiner Gelbsucht in die Kinderklinik musste. Und bei Justus hab ich das mit dem Stillen dann gar nicht mehr angefangen, wozu auch? Es gab ja Ersatzprodukte für uns Frauen." Anna hatte, dem Tipp ihrer Hebamme sei Dank, Wölfchens Gelbsucht lediglich mit Sonnenlicht und Muttermilch auskuriert. „Meine Große musste wegen ihrer schweren Gelbsucht in keine Klinik, und einen Arzt brauchten wir auch nicht. Und bei der Kleinen wusste ich dann noch viel besser, wie alles funktionierte", erklärte sie der Tante daher kurz und knapp und erntete einen überraschten Blick.

Manchmal allerdings brachten vor allem die Diskussionen um den aus Sicht von Tante Lore absolut notwendigen Babytee Anna absolut nicht notwendigen Stress ein. Als es, einige Wochen nach Wölfchens Geburt, wirklich sehr heiß und Anna stündlich am Stillen war, wollte Wölfchen natürlich viel bei seiner Mama trinken. Was kein Problem war, da Annas Brüste ja die Aufforderung erhielten, mehr Milch zu produzieren und diese mit einiger Verzögerung auch befolgten. Dennoch wünschte sich Anna in dieser Zeit etwas mehr Zuspruch oder zumindest Zurückhaltung von Tante Lore, mit der sie sich den Gartenzaun teilte. Denn das sommerliche Dauerstillen zehrte an Annas Nerven und war, bis endlich mehr Milch kam, auch körperlich gewöhnungsbedürftig. Dazu kam die leidige Diskussion um nötigen oder unnötigen Babytee. „Liebe Tante, wenn du deinen Fencheltee unbedingt losbringen willst, dann gib ihn bitte mir", meinte Anna eines Tages entnervt – und das Tee-Problem war glücklicherweise beseitigt.

Fortan wurde Anna von Tante Lore mit Tee versorgt – die damit auch ein bisschen stolz war, über Umwege ihren extra im Babyladen gekauften Tee an die proppere Großnichte weitergeben zu können. „Wölfchen liebt den Milchgeschmack, wenn ich deinen Tee getrunken habe", lobte Anna ihre Tante, die verwundert wissen wollte: „Wie, Milchgeschmack? Milch schmeckt doch immer gleich." „Die Milch aus dem Kühlregal vielleicht – da werden ja zig verschiedene Milchen von allen möglichen Molkereien zusammengeschüttet und am Ende kommt dann ein Einheitsgeschmack raus. Die Milch von Wölfchen produziere ich jeden Tag frisch – nur ich, keiner sonst kennt das Rezept dafür. Und je nachdem, was ich getrunken und gegessen habe, schmeckt auch meine Muttermilch immer ein bisschen anders. Fenchelteemilch, Knoblauchmilch, Speckbrotmilch, Gemüsesuppenmilch, Schokoeismilch, …"

Anna zählte Dutzende Milchgeschmacksrichtungen auf und Lore begann zu überlegen. „Damit könntest du tatsächlich recht haben, mein Schatz. Das hatte ich gar nicht bedacht. Aber Milch ist für ein Baby ja nicht alles, und die Gläschen, die meine Buben mit ein paar Monaten bekommen haben, die haben sie wirklich geliebt! Da gab es ja so viele Geschmäcker, alles hochwertige Kost, und so praktisch zum Mitnehmen. Und Ottilie, die hat uns das kistenweise vor die Haustür gestellt. Was für ein Glück!"

Noch heute dreht es Anna innerlich den Magen um, wenn sie an die Fertigpampe im Glas denkt, die sie beim letzten Besuch im Möbelhaus zum Spaß gekostet hat. „Wir wollen ein Gläschen, biiitte biiitte, ein Gläschen", hatten Wölfchen und Jenny an der Kasse frech gebettelt, wohl wissend, dass hier Gläschen der Firma Mamamuh verschenkt wurden und sie beide bei dementsprechendem Benehmen wohl noch als „Kleinkinder mit Gläschenanspruch" durchgehen würden. Erwartungsgemäß wollten Wölfchen und Jenny das undefinierbare, grünbraune Etwas nach ein paar halbherzig probierten Löffeln nicht mehr weiter essen, und Anna ließ die Gläschen rasch in ihrem Einkaufskorb verschwinden, um nicht beim Wegwerfen von Nahrung beobachtet zu werden.

Und dann die Geschichte mit dem Brei. „Ein großes Baby braucht doch ein Breili, sonst kann es doch nicht wachsen!", erklärte Tante Lore immer wieder, als Wölfchen 8 Monate alt war. Offenbar war Tantchen damals nach der Flaschenmilch und den Gläschen auch den Brei-Verkäufern zum Opfer gefallen und schien nicht zu bemerken, dass Wölfchen auch ohne Flaschi, Gläschen und Breili ein sichtlich zufriedenes und keineswegs mangelernährtes Baby war. „Mein Wölfchen holt sich schon, was es braucht", bemerkte Anna damals selbstbewusst – wohl wissend, dass Wölfchens Kauleisten stark genug waren, eine gekochte Kartoffel oder ein Brötchen zu zermantschgern. „Du hast ja keine Ahnung, wie klasse Babys ihre eigenen Breie herstellen können. Sie sind nicht nur Speiprofis, sondern auch Breiprofis." Tante Lore verstand nur Bahnhof und zog sich letztlich aus der Stilldiskussion zurück. Zumindest fast, denn …

Da war ja noch die Sache mit den Hängetitten. Bei Annas Katzenbrüsten eigentlich ein Ding der Unmöglichkeit, und dennoch scheute sich Lore nicht, eines Tages zu bemerken: „Nun ja, aber zumindest sind meine Brüste schön straff geblieben. Wenn der Bauch nach der Schwangerschaft schon ausgeleiert war, dann wollte ich nicht auch noch Hängebrüste vom Stillen haben."

Anna war stolz auf ihre Brüste. Sie seien in höchstem Maße „stillpotent", sagte sie immer. Und mehr als das! Sie waren durch die Stillerei sogar etwas voller geworden, was sich Anna ja immer gewünscht hatte. Aber darüber wollte sie mit Lore eigentlich gar nicht reden, denn Brüste waren Privatsache oder allenfalls ein Thema für den intimen Ratsch mit der besten Freundin.

Als sie am Abend nach dem Schwabbelgespräch aus der Dusche stieg, dachte Anna kurz über das Gespräch mit ihrer Tante nach. Dass Tante Lore stets unsportlich war, war kein Geheimnis, und Anna verwunderte es daher wenig, dass der untrainierte Tantenbauch schwangerschaftsbedingt in Mitleidenschaft gezogen worden war. „Wenn Lore auch über Jahre ihre Morgengymnastik betrieben und mit dem Rad zur Arbeit gefahren wäre, hätte sie wohl keine Dauereinkaufstüte vorne bekommen", überlegte Anna und guckte stolz auf ihren wohldefinierten Körper. Dann zog sie sich an, stellte die Laufschuhe in den Schuhkasten und packte das Trampolin wieder auf den Balkon.

Wie ging es weiter?

Anna hatte irgendwann, nach ungefähr vier Stilljahren, damit aufgehört, Tante Lore von den Vorzügen des Stillens zu überzeugen. Schließlich war es ja nicht die Tante, die gestillt werden sollte, und selber stillen würde das Tantchen auch nicht mehr.

Als Lore vor wenigen Tagen wieder einmal bei Anna zu Besuch war, passierte das Folgende. Während Wölfchen eine Geschichte vorgelesen bekam, krabbelte Jenny auf Annas Schoß, zog Mamas T-Shirt hoch und begann genüsslich, Muttermilch zu trinken. Die Tante unterbrach die Geschichte und meinte: „Jenny, du bist doch wirklich alt genug und brauchst das nicht mehr, oder?" Mit halbvollem Mund antwortete die Kleine: „Dotsch, dea Bubu is lecka." Dann nuckelte sie seelenruhig weiter und verpackte anschließend ihren „Bubu" nach der Mahlzeit sorgsam unter Mamas Shirt. „Tschuss, Bubu!", winkte sie den Brüsten zu, als sie zurück zu ihrem Steckenpferd lief, um ein paar wilde Runden zu reiten. „Jenny liebt ihre Muttermilch, und ich darf auch noch trinken", erklärte Wölfchen ihrer Tante – die sich nun final geschlagen gab und die Niederlage gegen Annas Brüste einsah.

Ob Tante Lore nicht doch gerne gestillt hätte? Jetzt, da sie wusste, dass nicht einmal jahrelanges Stillen einen Hängebusen machte, dass ein „Baby" kein Flaschi, Gläschen oder Breili brauchte und dass es Muttermilch auch dann noch lecker fand, wenn es auf dem besten Weg in die 1. Klasse Grundschule war …

Das freie Säugen: Jede Menge Muttermilch-Wissen für den Start

Deine Muttermilch ist nicht nur lecker, sie passt sich auch perfekt den jeweiligen Erfordernissen an. Und zwar vom ersten Saugen deines Kindes an der Brust bis zur letzten Stillmahlzeit Jahre später. Eine bessere Kindermilch gibt es nicht, und alle, die das Gegenteil behaupten, flunkern dir etwas vor – zum Beispiel, weil sie unzureichend informiert sind, an Ammenmärchen glauben oder industriell produzierten Muttermilch-Ersatz verkaufen wollen.

STILLEN MACHT GLÜCKLICH – ABER DU BEGINNST ALS LAIE

Freu dich, denn du wirst beim Stillen jede Menge Glückshormone ausschütten, die du in ähnlicher Form vielleicht bereits von deiner Hausgeburt kennst. Was gibt es Schöneres, als Aug in Aug mit dem Baby, Mund an Brust, Haut an Haut zu füttern und förmlich ineinander zu fließen? Wie auch sonst im Leben, kann speziell beim Stillen der Anfang jedoch beschwerlich sein.

Nicht etwa, weil du die Muttermilch erst richtig anmischen, verdünnen oder klumpenfrei rühren müsstest – Muttermilch ist perfekt, sie hat keine Klumpen, ein zu dick- oder zu dünnflüssig, ein zu warm oder zu kalt gibt es nicht. Lass dir daher **niemals** einreden, du hättest „zu wenig" Milch oder deine Milch sei zu „dünnflüssig"! Wenn du dein Baby stets nach Bedarf stillst und die ersten etwa 6 Monate nichts zufütterst (keinen Tee, keine Flaschenmilch, keine Breie), wirst du immer genau die Milch produzieren, die dein Kind braucht: passend in Mischung und Menge.

Aber du fühlst dich vielleicht wie ein absoluter Busen-Laie, wenn es dir nicht gelingt, den Nippel fürs leichtere Ansaugen hart zu machen und die Brustwarze so zu formen, dass sie sich in den kleinen Mund deines gierigen, nervös zappelnden Säugemenschleins reinstopfen lässt.

🌸 *Anna meint: „Du bist zwar noch ein Laie, aber keine Sorge, denn stillen kannst du auch mit weichen Nippeln, und das Reinstopfen übernimmt das geübte Stillkind später dann sowieso von selbst."*

Sei geduldig mit dir und deiner Brust! Es reicht, wenn das Baby hektisch ist. Hat sich das hungrige Kind einmal an deinem Nippel festgesaugt, bleibt es daran haften – auch dann, wenn die Stillposition ungünstig ist, du Rückenschmerzen bekommst oder die Warze brennt, weil sie nicht komplett im Babymund verschwunden ist. Beachte daher den folgenden Punkt.

RICHTIGES ANDOCKEN: DAMIT DAS BABY GUT DRANHÄNGT

Wenn dein Baby schon sehr dringend Muttermilch benötigt, wird es vielleicht unruhig mit dem Kopf hin- und herwackeln und verzweifelt nach der Brustwarze suchen. Bleib trotzdem ruhig und erkläre deinem Kleinen, dass es die Warze haben darf, wenn es sie vollkommen in seinen Babymund aufnimmt und die Lippen rund herum nach außen stülpt. Du kannst mit der Hand, die gerade nicht das Kind hält, deine Brustwarze etwas formen und dann rasch den Babykopf an die Warze heranziehen. Schwups, rein damit! --- Puh, das zieht! Babys saugen ultrastark.

- Fühlt sich das Saug-Vakuum vollständig abgeschlossen an und schluckt und gulpt das Baby anständig? Sitzt du bequem, ohne dich zum Kind hinunter zu bücken? Ist dir wohl? Dann genieße eure Stillmahlzeit und sei stolz auf deine Leistung, du machst es richtig und sehr gut!

- Fühlst du dich unwohl und zwickt es an der Warze, dann suche eine andere Lösung. Das Stillen soll schmerzfrei erfolgen und angenehm sein, denn du wirst stunden-, tage-, wochen-, monate-, ja vielleicht sogar jahrelang stillen. Da sind die beste Haltung und der bequemste Sofaplatz gerade gut genug.

Auch wenn du als Stillgeübte später in allen möglichen und unmöglichen Situationen stehend, halbliegend, am PC sitzend, Gemüse schälend mit Baby im Tragetuch oder am Strand liegend stillen wirst und dir über genaue Stillpositionen keine Gedanken mehr zu machen brauchst, weil alles intuitiv erfolgt, gilt für dich als Anfängerin:

- Ist das Ansaugen (= Baby dockt an deine Brustwarze an und startet den Saugvorgang) nicht optimal erfolgt, handle rasch. Löse deinen süßen Saugnapf von deiner Brustwarze und unterbreche sein Saug-Vakuum, indem du den kleinen Finger vorsichtig an der Warze vorbei in den Mundwinkel des Babys schiebst. Starte dann einen neuen Versuch.

Anna weiß noch von früher: „Den Warzenvorhof nachzustopfen, wenn er nicht komplett vom Babymund aufgenommen wurde, macht meist keinen Sinn, denn der junge Säugling verändert seine begonnene Saugstellung nicht. Du wirst spüren, ob du das Kind neu anlegen musst oder ob es eine günstige Saugposition an dir gefunden hat."

PRIVATE RUHE FÜR DEINE UNBEZAHLTEN HÖCHSTLEISTUNGEN

Übung macht auch beim Stillen die Meisterin: Gönn dir vor allem zu Beginn viel Zeit, Ruhe und Gelassenheit und lass andere Leute den Haushalt erledigen, für dich einkaufen, kochen und so weiter. Als Stillende bringst du täglich zigfach unbezahlte Höchstleistungen, und es gibt absolut keinen gleichwertigen Ersatz zu deiner Muttermilch. Du bist unabkömmlich, deine Tätigkeit hat daher allerhöchsten Respekt und die für dich größtmögliche Unterstützung verdient!

Fang nicht erst mit dem Stillen an, wenn du die Wohnung vollständig gesaugt hast, das Kind schon vor Hunger schreit und außer sich ist vor Verzweiflung, weil es Angst davor hat, in den nächsten Sekunden zu verdursten und verhungern. Gewinne stattdessen Zeit im Vorfeld und lerne, den nächsten Stillbedarf einzuschätzen. Dein Baby zeigt dir rechtzeitig, wenn es bereit ist für die nächste Portion Muttermilch – es schmatzt zum Beispiel oder sucht die Warze mit seinem niedlichen Babymund (was du mit deinem Ammengehör auch nachts hören wirst). Du wirst feststellen, dass das Anlegen viel leichter ist, solange das Baby zwar schon Appetit hat, aber noch halbwegs ruhig ist.

🌼 *Annas Erfahrung: „Das satte Baby ist übrigens genau so schwer vom befriedigenden Stillen zu überzeugen wie das hypernervös-hungrige. Wenn ein Baby gut Muttermilch getrunken hat, war es das erst einmal. Du kannst es nicht zur übermäßigen Nahrungsaufnahme zwingen und es, allein mit deiner Muttermilch, auch nicht überfüttern. Hast du nach der Stillmahlzeit immer noch unangenehm volle Brüste, entleere sie per Hand, damit du nicht in Gefahr läufst, einen Milchstau zu bekommen.“*

BUTTERBLUMEN-MILCH, REICHHALTIG UND FETT

Bereits in der Schwangerschaft hatten Anna und Eva „Kolostrum" in der Brust, eine Vorstufe der eigentlichen Still-Milch, die der Körper „für alle Fälle" auf Vorrat produziert. Kurz nach der Geburt ändert sich diese wässrige Flüssigkeit in supergelbe Fettmilch, die schnell satt macht und nur in Minischlucken getrunken wird. Eigentlich könnten Butterblumen auch Muttermilch-blumen heißen, denn butterblumengelb ist diese „Vormilch". Sie ist besonders fettreich, nahrhaft sowie reich an Antiköpern und dient als Übergang zur reifen Frauenmilch. Es ist nur eine kleine Menge, die meist in den ersten zwei bis drei Tagen „verbraucht" wird.

Auf die Vormilch folgt der Milcheinschuss – ihn kannst du im Normalfall allein schon aufgrund deiner veränderten Busen-Optik nicht verpassen. Fotografiere deine einmalige Busen-Show zu Erinnerungszwecken! Auf den folgenden Seiten ist Platz für Fotos. Du merkst nach dem Milcheinschuss an Farbe und Konsistenz der „neuen" Milch, dass das cremige Anfangs-Etwas zur Neige geht. Die nun von dir erzeugte Milch ist weniger dickflüssig und deutlich heller als der bisherige Gustotropfen. Der Übergang zur reifen Frauenmilch, der „Folgemilch", ist im wahrsten Sinne des Wortes „fließend" und kommt für den Säugling genau zur richtigen Zeit – nämlich dann, wenn er deutlich mehr Hunger hat als kurz nach der Geburt.

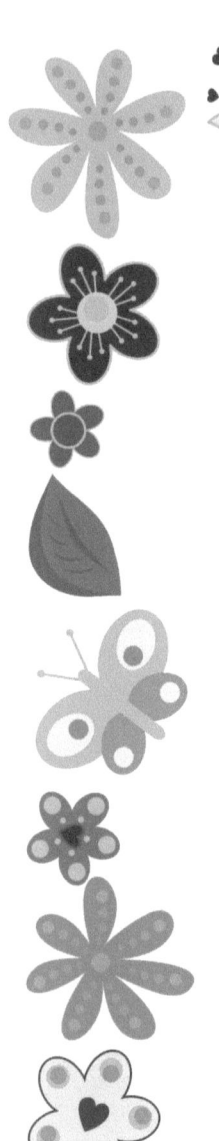

Fotos von deinem
1. Milcheinschuss:

❀ *Annas Tipp: „Wenn du Spaß am Beobachten hast, drück etwas Anfangsmilch in einen Gefrierbeutel. Verschließe und beschrifte ihn mit dem entsprechenden Datum und lege ihn in die Tiefkühltruhe. Später einmal wirst du schon am gefrorenen Inhalt unschwer erkennen können, wie groß der farbliche Unterschied von der Anfangsmilch zur Folgemilch ist."*

MILCHEINSCHUSS UND ELFENBEINFARBENE FOLGEMILCH

Kannst du dich noch an die erste echte Milchlieferung deiner Brüste erinnern – oder wartest du vielleicht gerade drauf? Einige Tage nach der Geburt ist es so weit: Hurra, die Folgemilch ist da! Die „echte" Muttermilch kommt mit Pauken und Trompeten zu dir, deine Brüste schwellen innerhalb weniger Stunden auf Nacktmodellgröße an und stehen ab wie bei einer Marmorbüste. Sie können, durch die Schwellung und die vermehrte Milchproduktion bedingt, auch hart werden wie bei einer Büste und noch dazu ziemlich heiß.

Keine Panik, der auf den ersten Blick als abnormal erscheinende Milcheinschuss ist vollkommen normal und kein Grund zur Sorge.

Das hilft dir, den ersten Milcheinschuss und alle weiteren gut zu überstehen:

* Verzichte darauf, auf dem Bauch zu schlafen. Du könntest dir einen fiesen Milchstau einhandeln.

* Sei faul und lass das Baby die Arbeit verrichten. Es ist der beste Abtrinker der Welt, und selbst wenn es sich anfangs etwas ungeschickt anstellt, biete ihm immer wieder die Brust und animiere es geradezu, an deiner Bar zum Stammgast zu werden.

* Suche die für dich bestmögliche Stillposition, sei es im Sitzen, Liegen, Lümmeln oder wie auch immer. Nichts soll dich drücken, quetschen oder sonstwie ärgern. Stütze das Baby (evtl. mithilfe diverser Kissen, die du um dich herum schlichtest) gut ab und halte dir Störer vom Leib.

* Zieh dich zurück in dein privates Stillkämmerchen und suche in deinem inneren Stillradio den Sender „Milchwelle". Lass es fließen, lass es raus! Aktive gedankliche, aber auch körperliche Lockerungen (z.B. Yoga und befreiende Gymnastik vor dem Stillen, bei der du deine Brustgegend und beide Arme sowie Schultern entspannst) können dir dabei helfen, den Milchfluss in Gang zu bringen.

* Trage bequeme, weite Kleidung und nicht solche, die dich einengt oder die Milchgänge behindert. Sogenannte „Still-BHs" können wahre Monster sein, viel zu eng und womöglich

mit Bügel und straffen Gurten ausgerüstet, die einen theoretisch möglichen Milchstau begünstigen.

- Auch nachts sind Still-BHs mit Vorsicht zu genießen, hier kann alles drücken, was erhöht ist, jede Naht und jeder Einsatz, jeder Clip und jeder Gummi. Es gibt, auch für größere Brüste, aus weichem Material hergestellte Wäsche, die guten Halt bietet und gleichzeitig rund herum nicht einschnürt. Achte beim Kauf darauf, und kaufe BHs erst dann, wenn du weißt, wie groß deine Brüste geworden sind. Es macht wenig Sinn, die spätere Größe abzuschätzen, schon gar nicht kannst du wissen, welche Wäsche und welchen kleidungsbedingten Druck du auf deiner Brust-Haut überhaupt noch „zulassen" magst, wenn die Milch erst einmal „geliefert" wurde.

- Ein Tragetuch ist perfekt, um das Baby nah bei sich zu haben – es kann aber, wenn du es zu eng bindest oder etwa mit Baby im Tuch einschläfst, auch zur tückischen Falle für dich werden! Dauerhaft an derselben Stelle auftretende Druckstellen können einen Milchstau verursachen, überprüfe deine Tragehilfe daher regelmäßig auf solche und rücke das Baby zurecht bzw. nimm es aus dem Tuch, wenn die Brüste zu voll und zu hart werden, damit es wieder trinken und deine Brüste wirkungsvoll entleeren kann.

- Wenn du zu einem Milchstau neigst, rote Stellen auf der Brust entdeckst und die Brust unangenehm hart ist: Lass das Baby trinken, trinken, trinken! Sollte das Baby von der letzten Stillmahlzeit noch pappsatt sein und absolut keinen Hunger haben, dir mit dem Abtrinken also nicht zu Hilfe kommen, mach dich obenrum frei und sorge für eine warme Umgebung (Rotlicht-Lampe, warmes Dinkelkissen, Sonnenbestrahlung, sonstiger warmfeuchter Wickel, warme Dusche), denn Wärme lässt die Milch besser fließen.

- Lass überschüssige Milch aus der Brust ausrinnen und unterstütze deine Brust durch vorsichtiges manuelles Abmelken zusätzlich in ihrem Bestreben, sich zu entleeren.

❀ *Annas Tipp: „Auf diese Weise gewonnene Milch brauchst du nicht wegwerfen, sondern du kannst sie z.B. in Gefrierbeuteln oder anderen sauberen Gefäßen einfrieren, um sie später zu verfüttern."*

DAS BABY WILL TRINKEN, ABER ES KLOPFT AUF HOLZ

Wenn deine Megabrüste erst einmal hart wie Holz sind, kann das Baby nur sehr schwer Anschluss finden. Stell dir vor, du müsstest ohne Zähne einen steinharten Pfirsich aussaugen – es würde nicht funktionieren. Der Busen-Pfirsich sollte zum optimalen Ansaugen schön weich sein, damit er sich mundgerecht formen lassen kann – nicht umsonst haben deine Brüste, wenn sie gesäugt werden, eine Tropfenform, die sich nach vorne hin verjüngt.

Das kannst du tun, wenn deine Brüste zu sehr angeschwollen sind und sich das Baby schon fast die Nase daran anhaut:

- Drücke vorsichtig mit der Hand einige Tropfen Milch ab (keine Angst, auch wenn diese verloren sind, hast du dennoch mehr als genug Milch!) und mache die Docking-Station am Warzenvorhof schön weich. Nun aber ran an den Speck und die Milch vom Baby abtrinken lassen!

- Oder: Drehe deine Brustwarze – wenn es die Warzen-Empfindsamkeit erlaubt – sanft „in Position", so dass das Baby vom Winkel her besser an die übervolle Brust herankommt; lass das Kind etwas abtrinken und suche dann eine andere Position, bis die finale, bequeme Dauerstillposition erreicht ist, in der das Baby gut am weichen Busen saugen kann.

STILLE NACH BEDARF

Lass dein Baby, vor allem in den ersten Wochen nach der Geburt und solange sich die Milchproduktion erst einpendelt, je nach Lust, Laune und Bedarf bei dir saugen. Ihr beide werdet merken, wann es an der Zeit ist, eine Alltags-Pause für die Muttermilch-Jause einzulegen – und das wird recht häufig der Fall sein.

Nicht nur für dein Baby, sondern vor allem auch für dich und deine Brüste ist es wichtig, dass regelmäßig und kräftig an ihnen gesaugt wird, denn:

- nur so bildet sich deine Gebärmutter nach der Geburt optimal zurück
- nur so wirst du ausreichend Muttermilch produzieren
- nur so kann das Baby lernen, deine Brust zu bedienen
- nur so kommst du in den vollen Genuss deiner eigenen Hormonmischung, die über das Stillen an dich und das Baby ausgeschüttet wird.

🌸 *Anna meint: „Eine Pumpe und auch das manuelle Abdrücken von Muttermilch sind zwar Notlösungen, jedoch kein vollwertiger Ersatz für den ultrastarken Saugmund eines Babys. Ja, du wirst das erste Mal überrascht sein, wie heftig sich dein Krümel an dir festsaugt! Das muss er aber auch, um den zum Absaugen der Muttermilch erforderlichen Unterdruck aufzubringen."*

Es kann sein, dass dein Baby alle drei Stunden für rund eine halbe Stunde gesäugt werden möchte. Es kann aber auch sein, dass dein Baby alle vier Stunden nur für zehn Minuten, oder alle zwei Stunden für 40 Minuten Appetit hat.

Alles ist möglich, verlass dich ganz auf dein Baby und deine Brüste und achte nicht so sehr auf die Uhr. Beim Busen gibt es, anders als bei Packungsmilch, keine „Fütterungsempfehlung". Es gibt vielmehr eine sehr enge Kooperation zwischen Mutter und Kind, die dann in eine Brustmilchfütterung übergeht, wenn aktuell Bedarf dafür besteht.

Der Bedarf, gestillt zu werden bzw. gesäugt zu werden, kann auch von dir ausgehen, wenn du z.B. übervolle Brüste hast und dein Baby dringend zum Trinken brauchst. Vielleicht hast du Glück, und es engagiert sich hilfreich. Vielleicht ist es aber auch satt oder möchte schlafen, dann musst du zur Entleerung selber aktiv werden.

❀ *Anna meint: „Wenn dein sattes Baby immer noch quengelig ist, weder aufs Klo muss noch sonstwie Probleme hat, mag es vielleicht nuckeln. An deiner Brust, an deinem kleinen Finger, an einem Zipfel des Schmusetuches, an einem Schnuller – oder an seinem eigenen Daumen, wenn es ihn erst einmal für sich entdeckt hat."*

„LEERE" BRÜSTE GIBT ES NICHT

Bald wirst du feststellen, dass ein wirkliches „Leertrinken" der Brust nicht existiert. Die Brust produziert stets Milch nach. Jedoch kannst du als Stillende das äußerst befreiende und unvergleichliche Gefühl verspüren, die Milch aus den bis zum Rand gefüllten Milchbläschen via Nippel herauszulassen.

Es ist nicht ungewöhnlich, wenn es dich über deine zuverlässigen Nervenbahnen auch an anderen Körperstellen wohlig kribbelt und du in eine Art Still-Trance verfällst. Genieße es! Und konsumiere alle Glückshormone, die über deine Blutbahn vollautomatisch angeschwommen kommen, in vollen Zügen. Dein Baby tut es auch, und gemeinsam seid ihr eine vollkommene Einheit.

WELCHER BRUSTWARZEN-TYP BIST DU?

Während deine Freundin einfach so vor sich hin stillt und niemals auch nur ansatzweise Probleme mit ihren Brustwarzen hatte, könntest du vor Schmerzen an die Decke gehen und verwünschst jede Stillmahlzeit, von denen es ja so viele gibt? Gräme dich nicht, denn sehr viele Frauen haben zu Beginn Stillschwierigkeiten.

Die Empfindlichkeit deiner Brustwarzen ist von vielerlei Faktoren abhängig, und als heller Hauttyp mit relativ hellen Warzenvorhöfen wirst du vielleicht erst nach etlichen Wochen eine dunklere Pigmentierung bekommen und spürbare Schmerzerleichterung beim Stillen erfahren. Was nicht bedeutet, dass dunklere Hauttypen von Anfang an problemlos und schmerzfrei stillen.

Das Gute daran: Mit jedem Mal Stillen kommst du deinem Ziel, schmerzfrei zu stillen, näher, und irgendwann hast du es dann auch erreicht.

🌸 *Anna hat's probiert: Bürstenmassage, Wechseldusche und Co in der Schwangerschaft hatten leider keinen Effekt auf die Schmerzempfindlichkeit meiner Brüste. Erst wochenlanges, ausgiebiges Stillen hat die erhoffte Schmerzfreiheit beim Stillen gebracht.*

STILLST DU NOCH ODER NUCKELT ES SCHON?

Schluckt dein Baby die Milch beim Stillen hörbar runter und gulpt es dabei? Hängt es nicht wie eine Klette, sondern wie ein am Teppichboden festgefressenes Staubsaugerrohr an dir? Dann ist es richtig, denn das Baby säugt erfolgreich und schluckt die abgesaugte Milch. Oder aber nuckelt es nur rum, schluckt es gar nicht und ist es vielleicht schon pappsatt? Dann ist das Busen-Kuscheln zwar auch nicht verboten, aber für die Nahrungsaufnahme und die Milchproduktion unerheblich. Du wirst entscheiden, wie viel Nuckel-Zeit du deinem Baby – vor allem auch nachts – einräumst, und deine Brustwarzen werden dir zeigen, ob sie damit einverstanden sind.

HÜTE DICH VOR WUNDEN BRUSTWARZEN

Zwar „schmieren" sich die Warzen durch die Fett ausschüttenden Warzenvorhöfe (guck genau hin, du siehst als regelmäßige Stillerin auf deinen Warzenvorhöfen Mitesser ähnliche Punkte, die eine fettige Substanz abgeben) und die fettige Muttermilch während des Stillens quasi selber, jedoch kann beim bloßen Nuckeln dieser Mechanismus versagen und die Warze mit der Zeit arg in Mitleidenschaft gezogen werden. !! Vorsicht, wunde Brustwarzen im Anmarsch !!

Wie kannst du unnötige Schmerzen beim Stillen und wunde Brustwarzen vermeiden?

- Sei entspannt, nimm eine für dich günstige Stillposition ein und lege das Baby in aller Ruhe an.
- Halte dir Störer vom Leib und dreh das Telefon und die Türglocke ab, wenn du nicht gestört werden möchtest; besonders lästig können Besucher sein, die ausgerechnet während einer Stillmahlzeit eintreffen und dann ein neuerliches, schmerzhaftes Ansaugen erforderlich machen – das stresst die Brustwarzen! Und macht dich mürbe.

- Schlafe tagsüber dann, wenn auch das Baby schläft, denn mit einem kleinen Baby bekommst du als Mutter nachts voraussichtlich nicht deine gewohnte Schlafdosis.

- Reduziere die Nuckel-Zeit deines satt gestillten Babys und gib ihm andere Kuschel-Zeit.

- Drück vor dem Stillen etwas Muttermilch aus der Warze hervor und tupfe die Warze damit ein. Eine geschmierte Warze stillt anfangs besser, und der Milcheinschuss kommt leichter in Gang.

🌺 *Annas Tipp: „Lass nicht zu, dass deine Brustwarzen rissig oder gar blutig werden! Du könntest die Lust am Stillen vom einen auf den anderen Tag verlieren, denn diese Schmerzen sind wirklich scheußlich und gehen durch Mark und Bein."*

ES BLUTET, SCHMERZT UND BRENNT TOTAL: DAS HILFT

Wunde Brustwarzen kommen in den besten Familien vor und du bist nicht die Einzige.

Was tun, wenn die Brustwarzen bereits unangenehm schmerzen oder sogar blutig sind?

- Gönn deinen Brustwarzen Frischluft (hüte dich jedoch vor kühler Zugluft!) und Sonnenbestrahlung (vor allem für den Sommer, aber nach Möglichkeit auch an sonnigen Wintertagen anwendbar): Der Sauerstoff und die UV-Strahlung fördern die Wundheilung (eine teurere Variante dieser Methode ist das Lasern von wunden Brustwarzen, eventuell hat deine Hebamme einen solchen Laser oder kennt jemanden, der einen besitzt; auf geburtshilflichen Stationen sollte ein solcher Laser ebenfalls vorrätig sein, ich würde dir als gesunder Mutter jedoch allein schon wegen der hohen Keimbelastung nicht den Gang in ein Krankenhaus empfehlen).

- Verwende reines Wollfett ohne jegliche Zusatzstoffe, um die zu trockene, in Mitleidenschaft gezogene Brustwarze in den Stillpausen und direkt vor dem Stillen geschmeidig zu halten (du bekommst es in der Apotheke und brauchst es vor dem Stillen nicht abzuwaschen, es eignet sich übrigens auch hervorragend als hochwertiger Lippenbalsam).

- Wenn die Warze offen ist, blutet und wirklich so sehr schmerzt, dass du dir absolut nicht vorstellen kannst, dein Kind oder irgendeinen Gegenstand an dich heranzulassen: Dann benütze vorübergehend nur die andere Brust zum Stillen und melke an der schmerzenden Seite manuell Muttermilch ab, damit die Produktion in Gang bleibt und dein Kind an Nahrung kommt. Das manuelle Abmelken kannst du tun, ohne die Warze dabei zu berühren. Tue dies so lange, bis die Warze nicht mehr wund ist und du die Schmerzen beim Stillen aushalten kannst. Wenn beide Warzen wund sind, melke beide Brüste für ein oder zwei Stillmahlzeiten ab und lass – wenn sich dein Baby von dir nicht mit Muttermilch füttern lässt, weil es auf die echte Brust wartet – zum Beispiel den Vater mit einem sauberen Becher oder einer nadellosen, frischen Einmal-Spritze füttern.

✿ *Annas schmerzvolle Erfahrung: „Auch ich hatte nach der ersten Geburt durch schlampiges Anlegen anfangs wunde Brustwarzen. Diese Schmerzen waren wirklich die Hölle und ich wollte mich schon fast geschlagen geben. Aber dann ermunterte mich meine Hebamme dazu, die ein oder andere Stillmahlzeit selber abzumelken und meinen Warzen viel gutes Sonnenlicht zu gönnen. Ich bin dankbar, dass es besser wurde, wenngleich vor allem das Ansaugen und Stillen meines ersten Babys die ersten 14 Tage alles andere als angenehm war.“*

„Verirrte“ oder verstopfte Mini-Brustwarzen

Wenn du extreme Schmerzen beim Stillen verspürst, obwohl keine Stelle wund ist, kann es sein, dass du über „verirrte“ Mini-Brustwarzen und kaum sichtbare Muttermilch-Ausgänge verfügst. Hierbei bahnt sich die Milch über eigentlich nicht dafür vorgesehene Kanäle den Weg nach draußen und deine Nerven melden gewissermaßen den Irrweg.

Es ist möglich, dass dein Körper diese Kanäle wieder verschließt, oder aber sich die Nervenbahnen so weit abnützen, dass du nach einiger Zeit keine Schmerzen mehr dort empfindest. Sei jedoch vorsichtig, denn auch an diesen „artfremden“ Stellen kannst du theoretisch einen Milchstau bekommen.

Wenn du weiße Punkte an deiner Brustwarze entdeckst, das Baby schreit, weil es keine Milch bekommt und sich die Brust trotz deiner Bemühungen nicht entleeren lässt, ist deine Brustwarze eventuell verstopft. Du kannst eine Hebamme, Stillberaterin oder Ärztin aufsuchen, um diesem Problem Herrin zu werden, oder aber mit einer (z.B. über dem Feuer) sterilisierten Nadel selber aktiv werden und die verdächtigen Punkte gezielt aufstechen. Hole aber im Zweifelsfall unbedingt fachlichen Rat ein, damit du dir keine Infektion einhandelst!

Stillverweigerung: Rotz und andere Hindernisse

Es gibt wohl keine sinnlichere Darstellung als jene einer Frau mit ihrem stillenden Kind.

Was Künstler und Fotografen aber kaum thematisieren, ist die Stillverweigerung und hier zum Beispiel das Problem mit der Nase.

Nasenproblem Nr. 1: Die Rotznase als Feind aller Nasenatmer

Bei einer verrotzten Babynase kannst du den Rotz mit deinem Mund absaugen (und damit ziemlich sicher Babys Virus aufschnappen), ein bisschen Muttermilch hineinträufeln oder auch durch Stillpositionen einen halbwegs freien Nasenatmungswinkel suchen. Letztlich wirst du aber jedenfalls etwas Stress haben, weil das Baby nicht versteht, warum es auf einmal keine Luft mehr bekommt, wenn es sich der liebsten aller Leidenschaften, nämlich dem Brusttrinken, widmet.

Erkläre dem Baby, dass es eine Rotznase hat und dass diese bald wieder mehr Luft durchlassen wird.

Geübte Baby-Rotznasen-Stiller schaffen es, wie beim Tauchen, vor dem Ansaugen mehr Luft zu holen und dann für 2, 3 Züge zu stillen, zu pausieren, Luft zu holen und so weiter und so fort die Milch langsam aber sicher mit etwas Mehraufwand für sich zu gewinnen. Gib deinem kleinen Stillkind viel Zuspruch, damit es nicht in Panik verfällt, und aus Verzweiflung trotz Hunger die pralle Brust dennoch verschmäht. Bleib am Ball, ihr werdet es schaffen!

Mit Geduld kannst du deinem Stillbaby Muttermilch direkt in den Mund spritzen und darauf achten, dass es große Teile davon herunterschluckt. Auch eine nadellose, mit Muttermilch befüllte Einmalspritze kann hier gute Dienste erweisen, erfordert aber den Gang zur Apotheke und den Umweg über das Ansaugen der vorher abgemelkten Milch mittels Spritze.

Nasenproblem Nr. 2: Die Stupsnase als Luftstöpsel

Neben dem Rotznasenproblem gibt es jenes, dass deine herrliche Brust beim ganz alltäglichen Stillen in einer Position zu liegen oder hängen kommt, in der sie Babys süße Stupsnase abdrückt. Es kann sein, dass ein Finger von dir (oder auch zwei) notwendig sind, die – zumindest so lange, wie die Brust noch sehr voll und prall ist – einen kleinen Freiraum verschafft für Babys Luftzufuhr.

Wenn also das Baby zu stillen aufhört, es schreit und du nicht weißt, warum, könnte es sein, dass es einfach keine Luft bekommt. Es kann nicht trinken, wenn die Nase zu ist. Bedenke dies stets und achte darauf.

Was rein geht, muss auch wieder raus

Was passiert, wenn du ein halbes Glas Wasser in einem Zug leertrinkst und dann noch eines hinterher? Richtig, du wirst ziemlich rasch zur Toilette gehen müssen.

Ein Baby, das mit Muttermilch ernährt wird, pinkelt ziemlich häufig. Auch sehr kleine Kinder spüren schon, wenn ihre Blase voll wird. Vor allem spüren sie, wenn der Druck der Blase so groß ist, dass das Pipi nach draußen will.

Sollte dein Baby also nicht bei dir trinken wollen, obwohl es vermutlich hungrig ist, dann hat das vielleicht mit seinen flüssigen oder flüssigfesten Ausscheidungen zu tun und mit dem Gefühl, erst das Eine erledigen zu wollen und dann das Andere.

Mütter, die lieber „live" mitbekommen, was aus ihrem Baby nach erfolgter Fütterung wieder herauskommt, verzichten auf Windeln und erleichtern so dem Kind die Entleerung von Blase und Darm an frischer Luft. Auch die ominösen „Blähungen" der ersten Babymonate könnten so rasch der Vergangenheit angehören bzw. erst gar nicht in Erscheinung treten.

❀ *Annas Erfahrung: „Sowohl bei Wölfchen als auch bei Jenny habe ich auf Windeln verzichtet. Nicht immer hatten wir trockene Tage, aber da ich auf das Windelkaufen oder das Popoauskratzen so überhaupt keine Lust hatte, habe ich lieber gelernt, auf die Signale meiner Kinder zu achten und sie rechtzeitig zum Töpfchen, Waschbecken oder zur Toilette zu bringen."*

Unerklärliche Appetitlosigkeit

Wenn dein Baby aus unerklärlichen Gründen die Brust verweigert, überlege,

- ob du eventuell ein neues Duschgel, Parfum oder Waschmittel verwendet hast, das es „nicht riechen" bzw. schmecken kann.
- Vielleicht hängen auch eine geänderte Ernährung deinerseits oder Medikamente, die du zu dir genommen hast, mit der Stillverweigerung zusammen, weil deine Milch nun deutlich anders schmeckt als sonst.
- Bist du schwanger und dein Stillkind schmeckt dies?
- Ist dem Kind beim Stillen zu heiß oder zu kalt, friert es an den Füßchen?
- Ist dein Baby krank?

❀ *Anna meint: „Kommst du nicht auf einen grünen Zweig, befrage rasch deine Hebamme, Stillberaterin oder Ärztin, denn das Baby benötigt deine Milch! Oftmals haben auch erfahrene Stillmütter (die du z.B. in Internetforen antriffst) gute Tipps und Erfahrungswerte."*

Das Baby kränkelt: Die Stillmama im Stress

Wenn das Baby kränkelt, es Fieber hat und so richtig schlecht drauf ist, dann braucht es ganz besonders viel Mama-Zeit und auch Mama-Milch. Vor allem bei Fieber muss der Flüssigkeitsverlust, den das Baby durch das Schwitzen erleidet, über zusätzliche Muttermilch ausgeglichen werden. Das kann anstrengend sein, vor allem dann, wenn du als Mutter auch einen Virus aufgeschnappt hast, überlastet oder emotional gefordert bist. Biete dem Kind immer wieder die Brust, gerade dann, wenn es wenig Appetit hat und von alleine nicht so interessiert an deiner Milch ist wie sonst.

In Zeiten der Krankheit ist jede Hilfe für dich sehr wertvoll: Zögere nicht, sie anzunehmen! Fordere sie von deiner Umwelt sogar aktiv ein. Du brauchst ausreichend Gelegenheit, dich selber zu regenerieren, und sei es nur vom gesteigerten Stillbedürfnis und der prompten Anforderung an deinen Körper, deutlich mehr Milch zu produzieren. Absolut verzichtbare stillkritische Kommentare der Umgebung treffen dich im müden und erschöpften Zustand doppelt hart, daher achte auf ausreichend Schlaf (am besten neben dem kranken Baby im Bett, damit du rasch reagieren kannst und nicht für jeden Muckser aufzustehen brauchst) und nimm dir jede Ruhepause, die sich dir bietet.

Es kommen wieder andere Tage, an denen du mehr auf deine eigenen Bedürfnisse achten kannst. Aber ein krankes Baby ist gewissermaßen ein Spezialfall, und als voll stillende Frau kannst du dein Kind nicht einfach so an andere Leute abgeben. Ihr beide geht da jetzt durch, und ihr werdet es schaffen. Vielleicht kündigt sich ja auch ein Zähnchen an und dein Baby ist deshalb so „unrund"? Verzeih ihm seine Launen, es kam eben erst auf die Welt und kennt sich mit den hiesigen Gepflogenheiten und Wachstumsbegleiterscheinungen noch nicht so gut aus.

❀ *Anna meint: „Sprich mit deinem Kind und erkläre ihm, dass du ihm dabei helfen wirst, groß zu werden. Und, das sei nochmals gesagt: Sprich mit anderen, deren Hilfe du gerade jetzt sehr gut brauchen kannst. Sei es zum Einkaufen, Essen bringen oder endlich halbwegs Ausschlafen lassen."*

Der Milch-Stau-See

Zu viel Milch sei kein Problem, denkst du? Das stimmt nicht ganz, denn wo viel Nachfrage durch den Säugling ist, da wird auch das Angebot der Muttermilch größer. So passiert es, dass – vor allem in der Zeit, wo du nur stillst und dein Baby noch keine andere Flüssigkeit oder Nahrung bekommt – teilweise ein Ungleichgewicht entstehen kann und du zum Beispiel auch dann Muttermilch produzierst, wann es dir eigentlich überhaupt nicht passt: An der Kasse im Supermarkt oder beim Autofahren zum Beispiel. Aber auch später, wenn dein Kind schon feste Nahrung zu sich nimmt, du aber immer noch fleißig und gerne am Stillen bist, wirst du Muttermilch produzieren, obwohl kein Kind in Reichweite ist. Was tun, wenn die Milch plötzlich einschießt und du nicht mit Stilleinlagen vollgestopft bist? Keine Panik: Vorne Trockenbleiben geht auch ohne Stilleinlagen!

Trainiere deine Brust(warzen) und bring ihnen den automatischen Selbst-Verschluss bei:

- Press deine flache Hand oder den Arm so lange auf die (manchmal fühlbar prickelnde) Brust(warze), bis das Prickeln aufhört. Der Spuk sollte vorbei sein, wenngleich deine Brust wahrscheinlich innerhalb weniger Sekunden sichtbar an Volumen zugenommen hat und deutlich praller geworden ist.

- Wenn deine Brustwarze keck steif nach oben guckt, kannst du sie – Prinzip abgeknickter Gartenschlauch – gewissermaßen „umknicken" und somit den Milchzufluss unterbrechen. Das erfordert allerdings etwas Übung und vor allem eine steife Brustwarze, an die du auch innerhalb weniger Sekunden rankommst.

Wichtig: Abdrücken und Abknicken der Brust(warze) ist zwar äußerst praktisch, aber darf nicht darüber hinwegtäuschen, dass die auf Milchbildung programmierte Milchbrust regelmäßig entleert gehört! Sollte es passieren, dass du einmal den ganzen Tag unterwegs bist und das Baby / Kind erst nachts oder sogar am nächsten Tag wieder antriffst, könntest du ein Problem bekommen und einen Milchstau entwickeln. Diese schmerzhafte und teils monatelang spürbare Erfahrung sollte dir nach Möglichkeit erspart bleiben.

Melke deine Brüste daher rechtzeitig und vermeide, dass sie hart und heiß werden. Übermäßiges Trinken erhöht die Milchmenge unter Umständen zusätzlich, stimme also deine Trinkmenge auf den aktuellen Bedarf ab. Achte darauf, dass dich weder Kleidung noch Gurte o.a. einengen und deine Milchgänge verstopfen.

🌸 *Annas Tipp: „Lerne, deine Brüste manuell zu entleeren – wie ich es auch Eva erklärt habe. Als Rechtshänderin bist du mit der rechten Hand bei der rechten Brust vermutlich geschickter als auf der linken Seite. Trainiere daher bewusst auch, die linke Brust mit der linken Hand zu entleeren – du wirst diese Fingerfertigkeit als Stillende später sehr zu schätzen wissen."*

WOHIN MIT DER ÜBERSCHÜSSIGEN MILCH?

Es ist sinnvoll, einen eigenen Muttermilch-Vorrat anzulegen, der eingefroren und bei Bedarf aufgetaut wird. So kannst du auch als voll stillende Frau etwas Flexibilität in die Fütterungszeiten deines Kindes bringen – vorausgesetzt, du hast einen (geduldigen) Babysitter, den das Baby als Übermittler von Muttermilch akzeptiert. Im Kühlschrank hält Muttermilch nur wenige Tage und wird dann sauer und für das Baby ungenießbar. Frische Muttermilch muss daher möglichst rasch verbraucht oder eingefroren werden.

Es gibt spezielle Gefriertüten für Muttermilch, aber eine handelsübliche Gefriertüte tut es auch. Manche Mütter füllen ihre Muttermilch zum Einfrieren in Einmal-Eiswürfelbeutel, so kann die Milch später leicht portioniert und es muss nichts weggeschüttet werden. Achte jedenfalls darauf, keine verschmutzten Hände oder Gefäße in Kontakt mit der Muttermilch zu bringen – dein Baby stellt als Busen-Säuger höchste Ansprüche und ist keimfreie Frischmilch gewöhnt!

🌸 *Anna hat's probiert: „Muttermilch schmeckt köstlich süß und sehr weich und rund. Für deinen natürlich leicht gesüßten Milchkaffee kannst du sie direkt in die Kaffeetasse spritzen oder, bei gehörigem Überschuss, Milchreis oder anderes für die Familie daraus kochen."*

Zu viel Milch und du bist auf Reisen? Pack dir ein kleines Säckchen und ein paar Taschentücher als Einlage ein, für den Fall, dass du bei einer längeren Zugfahrt o.Ä. überschüssige Muttermilch diskret „entsorgen" musst und dir die Zugtoilette oder andere öffentliche Örtlichkeiten zu unappetitlich oder wenig privat erscheinen für das Abmelken deiner wundervollen Kost.

Stil(l)- und Kleidungstipps

Früher wärst du wohl kaum auf die Idee gekommen, in der U-Bahn, im Kaffeehaus oder wo auch immer im öffentlichen Raum deine Brust zu entblößen. Am Strand vielleicht, aber selbst da hast du eventuell lieber einen Bikini getragen und dich unter dem Handtuch umgezogen. Nun aber – bist du mit deiner Stillbrust zugange. Da heißt es, eine gute Erreichbarkeit dieser sehr privaten Körperteile sicherzustellen. Lass dich nicht einschränken durch fremde Blicke und eine wenig diskrete Umgebung – rasch sind ein Tuch, Schal oder die simple Handfläche zur Hand und die Gaffer sind ausgeschlossen.

Was die Kleidung angeht, ist zum raschen Nippeling ein einteiliges, hochgeschlossenes Kleid eher ungeeignet. Du müsstest nämlich entweder den Ausschnitt hässlich aufbiegen, wenn nicht sogar aufreißen, oder aber dich fast komplett ausziehen, indem du das Kleid von unten aufrollst, um dein Kind an die freigelegten Nippel heranzuführen. Das Kind unter dem Kleid zu stillen ist, wenn dieses halbwegs eng anliegt, keine Option. Kinder mögen, wenn sie älter sind, zwar kurze Versteckspiele unter der Decke, aber eine 15-minütige Stillmahlzeit in der dunklen Kleiderhöhle – das ist nichts. Zumal auch der Blickkontakt zur Mama abreißen würde.

Der Tipp der Stunde sind also: Zweiteiler. Im Sommer T-Shirts mit Rundhals-Ausschnitt, bei denen du entweder von oben oder von unten „einsteigen" kannst, im Winter weichwarmes, dehnbares Material in mehreren Schichten, so dass du nicht frierst, wenn du eine Lage davon hochrollst oder zur Seite schiebst.

Stets wertvoll und praktisch sind Still-Unterhemden, bei denen du mit einem Klick jeweils eine Brust freilegen kannst. Es gibt sie bei diversen Wäschegeschäften und auch großen Modeketten günstig zu kaufen. Sie bieten eine leichte Stützfunktion, sind aber nicht so „streng" wie ein Stillbüstenhalter und können dich, wenn sie gut geschnitten sind, auch an den empfindlichen Bruststellen nicht einzwicken oder abdrücken.

Wenn du etwas mehr Budget zur Verfügung hast, gibt es auch Modelabels und (Internet-)Shops, die sich auf spezielle Still-Kleidung spezialisiert haben. Versteckte Nippel-Zugänge und Ähnliches machen Sinn, sind aber keine Massenware, so dass der Einkauf etwas teurer ausfallen könnte als normal. Vielleicht magst du dir auch selber Kleidungsstücke in stillgeeignete Kleidung umändern und aus dem Internet Anregungen holen.

Noch ein Tipp für die Nacht: Es kann kühl werden, wenn du das Nachthemd oder das Pyjama für eine längere Stillmahlzeit hochrollst und dann unter der Bettdecke zu frieren beginnst. Wähle ein Nachthemd mit langer Knopfleiste, bei dem du den Busen „aufknöpfen" kannst und durch das Loch hindurchstillst. Oder zieh dir einfach zwei Schichten übereinander an und nimm für die untere Schicht ein günstiges, evtl. verfärbtes oder anderweitig ausgemustertes T-Shirt. In dieses schneidest du dann mit einer simplen Haushaltsschere zwei vertikale Schnitte auf Höhe der Brust, so dass du nachts die Brust ganz einfach herausschlüpfen lassen kannst – und dennoch nicht frierst dank der zweiten Stofflage darüber. Bei speziellen, käuflichen Still-Nachthemden ist übrigens der vertikale Schnitt durch eine zweite „professionelle", flügelartige Stofflage verdeckt, die man mit Bändchen zusammenbinden oder zum Stillen lockern kann. Du darfst dir das auch selber basteln und zusammennähen und kannst dabei viel Geld sparen.

Anna meint: „Lass dich, egal in welcher Situation du dich befindest, nicht vom Stillen abhalten oder blöd anmachen, weil du dein Baby fütterst und ihm Muttermilch verabreichst. Kein Mensch würde sich über Flaschenfütterung aufregen – aber die nackte, weibliche Brust, das ist schon gewöhnungsbedürftig und hat mit der Sterilität einer Plastik- oder Glasverpackung wenig gemein. Manche Menschen sind über so viel menschliche Zuneigung irritiert. Frauen, die selbst gestillt haben, werden dir jedoch höchstwahrscheinlich ein wohlwollendes Lächeln schenken."

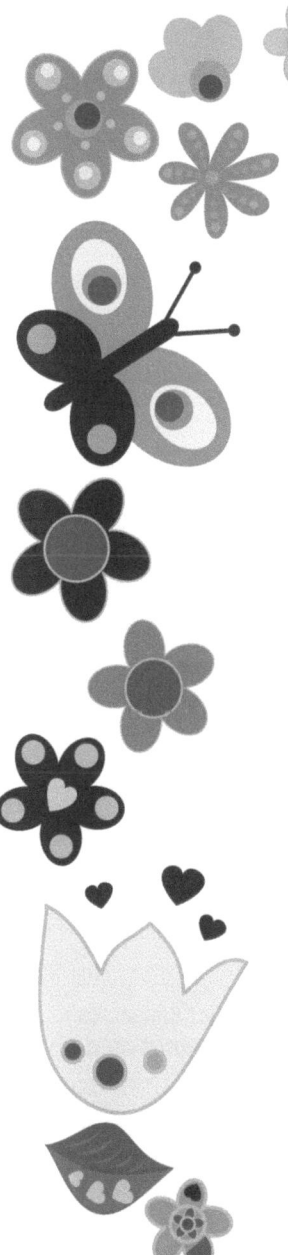
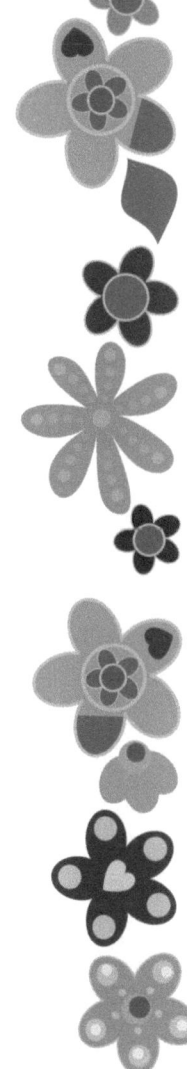

Was denkst du über das Stillen in der Öffentlichkeit?

Wirst du eine Langstreckenstillerin?

Ob du eine Langstreckenstillerin wirst, kannst du zu Beginn der ersten vollgestillten Badewanne vermutlich noch nicht abschätzen.

Hattest du vielleicht einen schwierigen, schmerzhaften Stillstart und denkst dir: 6 Monate bekomme ich voll, aber danach ist die Hütte dicht? Du könntest dein weißes Wunder erleben, denn die Brust macht sich fit, und dich gleich mit. Und irgendwann passiert es dann: Du bist süchtig. Nach Stillen, nach Babygefühl, nach dem urverliebten Blickkontakt und nach dem triebhaften Sog, einfach herrlich ausgelutscht zu werden.

Warum solltest du, wenn dich das Stillen in den alltäglichen Hormonrausch schickt, jemals damit aufhören? Du könntest den Eintritt einer möglichen Stilldemenz vorbringen, die aber wohl ebenso mit einem nach und nach zugelegten Schlafdefizit zu tun hat wie mit anderen Faktoren – nämlich zum Beispiel der Tatsache, ständig auf einen von dir abhängigen, kleinen Menschen achten zu müssen und daher nicht mehr ganz bei dir selbst und deinen Gedanken zu sein.

Verabschiede dich doch ganz einfach rechtzeitig von einem „Termin", an dem du nicht mehr stillen wirst. Sich beim Stillen nicht einschränken zu lassen, bezieht sich nämlich auch auf deine ganz persönliche Still-Ausdauer, die du in Abstimmung mit deinem Baby, Kind, Kleinkind oder Schulkind ins Rennen um die individuelle Stillbarkeit deiner Bedürfnisse schickst.

🌼 *Anna meint: „Wer wann ins Ziel kommt, wirst du erst später sehen. Und dann feststellen, dass es keine Verlierer gibt, denn bereits mit dem ersten Tropfen eigens erzeugter Menschenmilch bist du die Gewinnerin, und dein Kind mit dir. Deine Stillbar ist Spitzenklasse!"*

WENN DAS NÄCHSTE KIND KOMMT – NEU ODER DOPPELT STILLEN

Du bist wieder schwanger und erinnerst dich an die quälende Zeit zu Beginn deiner allerersten Stillerei? Sofern du noch ein Stillkind hast zum Zeitpunkt der Schwangerschaft, kannst du die Option ins Auge fassen, einfach weiter zu stillen.

Du wirst nach der Geburt wieder eine Art Vormilch produzieren und neuerlich einen Milcheinschuss haben. Dieser wird vermutlich aber weniger heftig ausfallen, als wenn du von Neuem mit dem Stillen begonnen hättest. Wunde Anfangs-Brustwarzen dürften dir beim „Durchstillen" ebenfalls erspart bleiben.

Ist das Stillen in der Schwangerschaft für dich jedoch unangenehm, dann erkläre deinem Kind, dass du es jetzt erst einmal nicht länger stillen möchtest, es aber vielleicht später wieder Muttermilch probieren darf, wenn das Geschwisterchen geboren ist.

Lass dir die Optionen offen! Alle Möglichkeiten sind gegeben, und vielleicht fängt das ältere Geschwisterkind einige Wochen oder Monate nach der Geburt des Geschwisterchens an, neugierig von der altbekannten Köstlichkeit zu probieren – wenn du damit einverstanden bist.

Du wirst auch als Doppel-Stillerin (von manchen „Tandem-Stillen" genannt) genug Milch produzieren und die genau passende Milch für das Baby und sein Geschwisterkind erzeugen. Manche Mütter „reservieren" eine Brust für das Baby und eine andere für das ältere Geschwisterkind. Lass dich davon überraschen, wie sich alles entwickelt. Es besteht in aller Regel keine Notwendigkeit, das erste Kind abzustillen, weil du schwanger bist oder gerade ein weiteres Baby geboren hast.

In jedem Fall dürfte deine Stillbrust, auch nach einer Stillpause, bereits in „Übung" sein und dir das Stillen von Geschwisterkindern leichter fallen als ganz zu Beginn. Ausnahmen bestätigen auch hier die Regeln, aber lass uns einfach vom Optimum ausgehen und der Kompetenz der Natur vertrauen.

Annas Erfahrung: „Als Wölfchen ungefähr zwei Jahre alt war, hatte ich Jenny im Bauch. Das Stillen wurde bald sehr unangenehm und ich konnte Wölfchen einfach nicht mehr an meine Nippel heranlassen. Später dann, als Jenny geboren war, fing Wölfchen wieder an, Muttermilch zu trinken. Beide teilten sich eine lange Zeit ihre geliebten Brüste, und auch heute trinken sie nach Lust und Laune, jedoch nur noch selten gleichzeitig, weil es dabei meist Streiterei gibt. Warum? Weil die rechte Brust mehr Milch macht und beide das wissen und sich nicht freiwillig für links entscheiden würden."

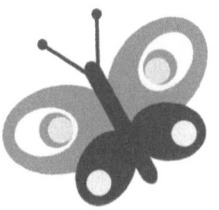

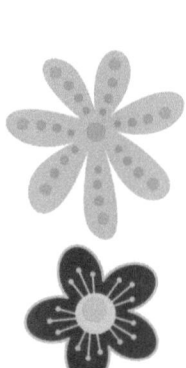
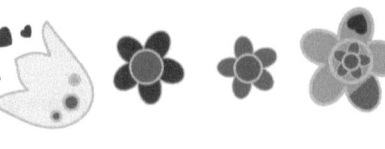
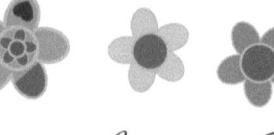
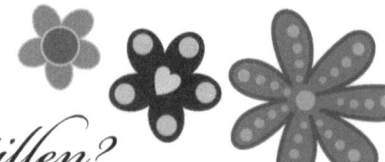
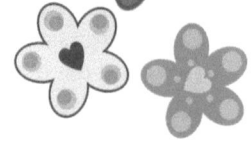
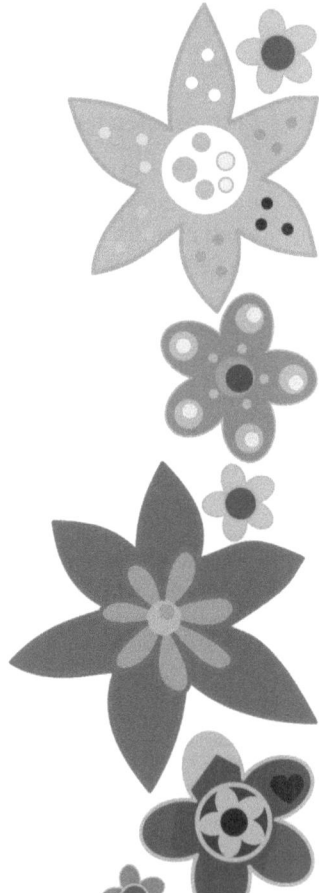

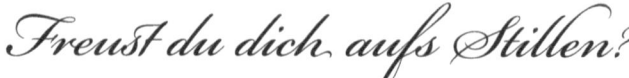

Freust du dich aufs Stillen?

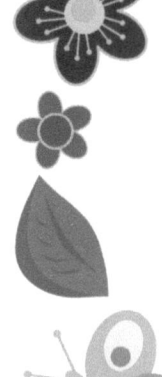
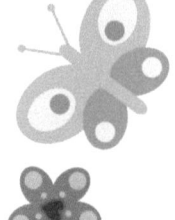
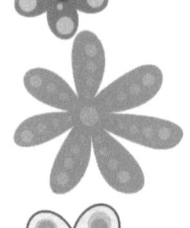
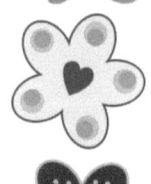

Zum raschen Nachlesen: Muttermilch, von Natur aus perfekt konzipiert

Du brauchst – für dich, Freunde, Argumente für die Milch der Milchen und möchtest nicht lange nachdenken? Hier sind für dich 7 frostsichere Argumente, die glasklar für deinen eingebauten Durchlauferhitzer und die Qualität seiner Ausscheidungen sprechen:

1. Die Natur hält über langzeiterprobte Verfahren wie das frische Produzieren der Muttermilch in einem luftdicht und keimfrei verschlossenen Austritts-Gefäß, der weiblichen Brust, die höchsten Hygienevorschriften zum Herstellen und In-Umlauf-bringen von Säuglingsnahrung automatisch ein.

2. Die Muttermilchfütterung ist leicht zu erlernen, die Brust einfach zu bedienen. Mit Muttermilch-Ernährung kann auch die Anfängerin nichts falsch machen: Das Baby wird nach Bedarf gestillt, also dann, wann es Hunger hat. Es gibt keine Überfütterung und keine Unterfütterung, wenn auf die Hungerzeichen des Kindes geachtet und die mütterliche Brust bei Bedarf gegeben wird. Unterstützung in Stillfragen bieten Hausgeburtshebammen, Nachsorgehebammen, Stillberaterinnen sowie natürlich erfahrene Mütter, die selbst stillen oder gestillt haben.

3. Allerbeste Qualität: Muttermilch liefert die für das jeweilige Kind perfekte Nährstoffkombination, wenn sich seine Mutter abwechslungsreich und gesund ernährt. Muttermilch ist Nahrung und Getränk in einem, ein Zufüttern mit Tee oder anderer Ersatznahrung ist im ersten Lebenshalbjahr bzw. Lebensjahr des Kindes in der Regel nicht erforderlich. Kinder machen sich von selbst bemerkbar, wenn sie dann, zusätzlich zum Stillen, vom Familientisch kosten wollen. Breie und anderweitige Ersatznahrung brauchen üblicherweise nicht angeschafft zu werden, denn sobald Kinder bereit für die sogenannte „Beikost" sind, können sie diese auch mit ihren Kauleisten bzw. ersten Zähnen selber zermalmen (z.B. gekochte Kartoffel oder gedünstetes Gemüse, jeweils ohne scharfe oder salzige Würzung).

4. Ob Sommer, 30 Grad, oder Winter – Muttermilch ist stets frei von schädlichen Erregern oder multiresistenten Keimen, die bei Muttermilchersatznahrung z.B. über Schläuche mit der künstlich hergestellten Säuglingsnahrung in Kontakt kommen und dem Kind massiven Schaden zufügen können. Muttermilch wird in der Brust nicht sauer, denn sie wird stets neu gemischt – so oft das Kind angelegt und gestillt wird.

5. Über die Körpertemperatur wird die Trinktemperatur der Muttermilch den Bedürfnissen des Babys perfekt angepasst. Lauwarm, wie es sich gehört, ist Muttermilch für den Säugling verfügbar. Es gibt kein zu heiß oder zu kalt, es gibt nur genau richtig, denn Muttermilch hat immer die richtige Temperatur. Das freut das zufrieden schmatzende Baby und auch die Mama, die niemals feststellen wird, dass die Milch noch zu warm oder bereits ausgekühlt ist. Nicht zuletzt nachts ist die Einrichtung der perfekten Temperaturregulierung von unschätzbarem Wert für die verschlafene Brusteignerin.

6. Muttermilch kostet kein Geld. In Zeiten knapper Haushaltskassen werden sich Familien darüber freuen, weder Pulver noch Gerätschaften sowie Zubehör (Flaschen, Sauger, Säuglingswasser, Reinigungsmaterial) kaufen zu müssen, um die regelmäßig vom Kind abgerufene Säuglingsnahrung herstellen zu können.

7. Zeitfaktor: Ein Neugeborenes trinkt rund alle 3 bis 4 Stunden, das heißt, das Herstellen der Säuglingsersatznahrung fordert einen immensen Zeitaufwand. Die Brust und die in ihr vollautomatisch hergestellte Muttermilch hingegen sind ständig verfügbar: bei Tag und – vor allem – auch bei Nacht. Während sich die Stillende nachts zur Seite dreht und das Baby anlegt, kann sie im Halbschlaf weiterdösen und wird von den Stillhormonen nach dem Stillen in einen sanften, angenehmen Mama-Schlaf versetzt.

Fazit: Folge deinem Instinkt und lasse als Mutter einer anderen Mutter ihren freien Lauf: Mutter Natur!

Übrigens: Der Mensch ist von seiner Entwicklung her gesehen ein Säugling und Tragling. Getragene Kinder sind glückliche Kinder – du kannst hier nochmals bares Geld einsparen und den Alltag im Laufschritt bewältigen. Während das getragene Kind im Tragetuch schläft, lässt sich die Hausarbeit im Nu erledigen. Aber auch beim Shoppen in der Stadt gibt es keinen freistehenden Kinderwagen, der umfallen kann oder ständig im Weg ist.

Fest am Körper der Mutter verankert schaukelt das Baby genüsslich hin und her und gibt – meistens – auch Ruhe. Doppelter Nutzen und doppelt gut für die Mama, denn es ist auch so schon anstrengend genug, ein Baby großzuziehen.

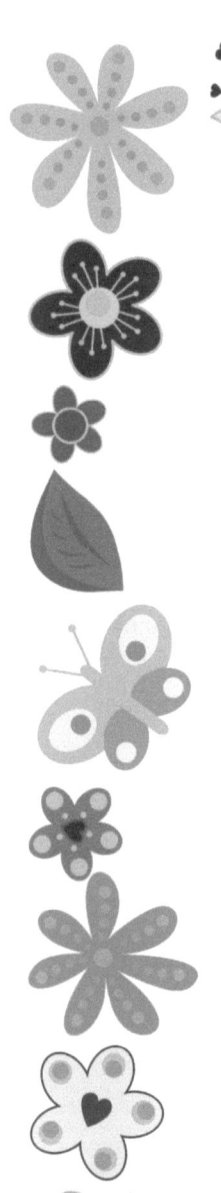
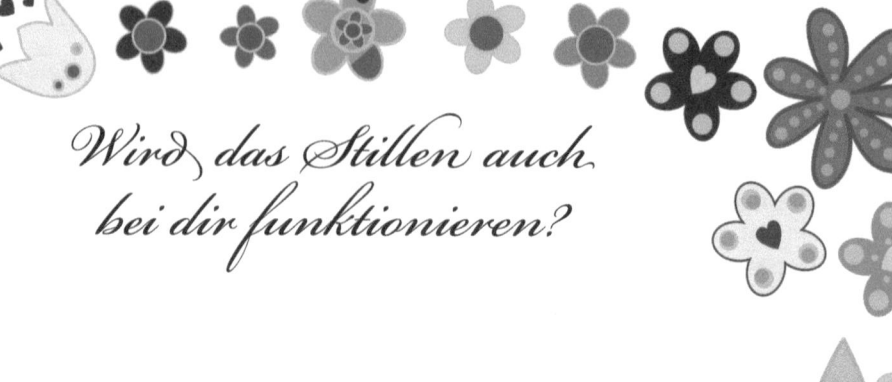

Wird das Stillen auch
bei dir funktionieren?

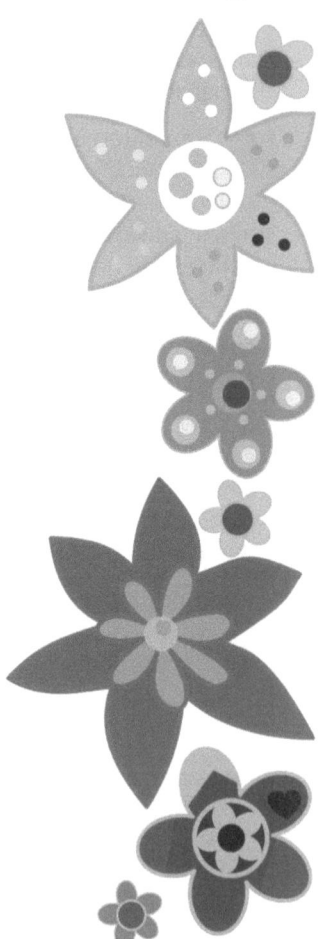

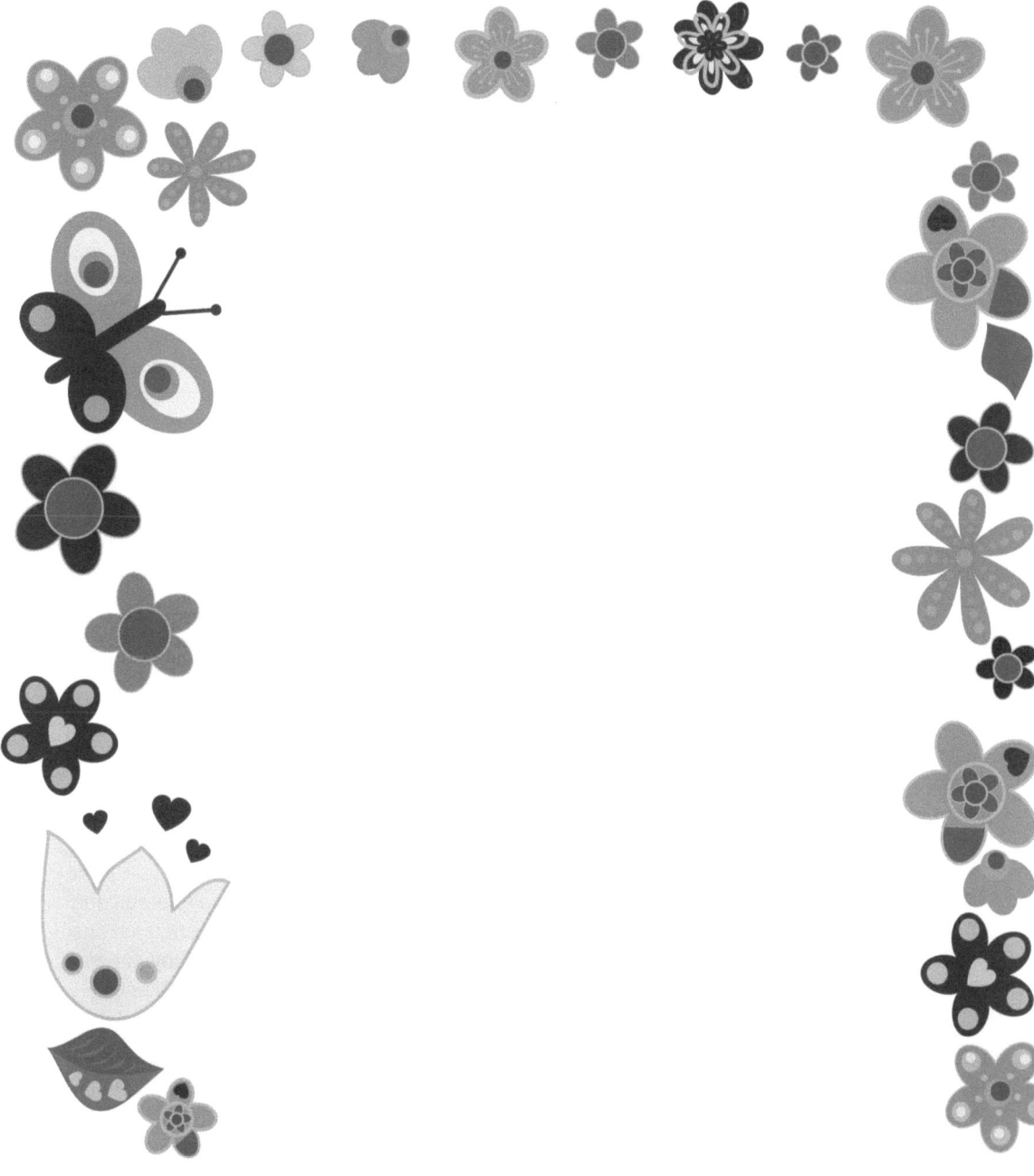

Stille Gedanken für den Alltag von Abmelken bis Zyklus und Verhütung

Abmelken: Das Abmelken deiner Milch kannst du schon während der Schwangerschaft ausprobieren. Was für ein großartiges Gefühl, eigene Milch zu haben! Benütze zum Abmelken deine Hände so, als würdest du die Brust sanft ausstreichen – als würdest du eine zähe Masse sorgsam nach vorne in Richtung Ausgang schieben und dann einen Moment warten, bis die nunmehr in Flüssigkeit gewandelte Masse an die Oberfläche quellen kann. Es braucht den passenden Druck und die geeignete Richtung, um deine Brust in Stimmung zu bringen, denn deine Brust hat Charakter und lässt sich durch Störereignisse aus dem Takt bringen. Für richtig viel Milch braucht es außerdem den sogenannten „Milchspendereflex" – danach schütze deine Umgebung, denn Brüste können, wenn sie volle Fahrt aufnehmen, ganz schön weit spritzen und saure Milch riecht auch noch nach Wochen auf Möbeln oder Teppichböden. Den besten Milchspendereflex kann vermutlich das Baby bei dir auslösen, denn es saugt nicht nur, es knetet auch und trippelt mit seinen kleinen Fingerchen geradezu auf deinen Brüsten auf und ab.

Abstillen: Das Abstillen geht automatisch vonstatten, nämlich, indem keine Nachfrage nach deiner Milch mehr besteht. Dennoch kann es sein, dass du auch noch lange Zeit nach dem letzten Stillen Milch produzierst, wenn du deine Brust melkst. Dies ist wohl ein Sicherheitsmechanismus der Natur und zeigt dir, wie clever deine Milchmaschine ist, den Milchhahn nicht sofort zuzudrehen, sondern ihn gewissermaßen auf „Stand-by-Betrieb" zu halten. Übrigens können Frauen, die einmal schwanger waren, immer wieder Milch produzieren, wenn die Rahmenbedingungen stimmen. Du würdest später also durchaus als Amme für ein fremdes Baby in Frage kommen und bräuchtest dieses nur über einen längeren Zeitraum konsequent anzulegen und damit deine Brust(warze) zu stimulieren. Vom medikamentösen Abstillen ist generell abzuraten, nicht zuletzt, da die teils unerforschten Langzeitwirkungen heftig ausfallen können (die Rede ist z.B. von Parkinson), es sei denn, du musst aus einem unaufschiebbaren Notfall heraus dringend abstillen. Ansonsten kannst du, um das natürliche Abstillen zu beschleunigen, auch spezielle Abstill-Tees (Inhaltsstoffe z.B. Salbei) konsumieren und den Kontakt zum Baby generell herabsetzen. Der Gedanke daran fällt dir schwer? Dann still weiter, so lange du möchtest!

Adoption: Auch adoptierte Kinder können von der neuen Mutter gestillt werden. Voraussetzung dafür ist allerdings die hormonelle Laktation bzw. sog. „Relaktation". Wenn eine Mutter noch nie gestillt hat, braucht sie die für das Stillen erforderlichen Hormone, damit der Körper eine Initialisierung bekommt und anfängt, Muttermilch zu produzieren. Bei der Relaktation erinnert sich der Körper gewissermaßen an die früher einmal produzierten Hormone und kann bei vorhandenem Saugbedarf abermals Milch produzieren. Die Beratung durch Stillfachpersonal ist in diesen etwas schwierigen Stillfällen sehr empfehlenswert.

Amme: Ammen sind Frauen, die fremde Kinder stillen. Früher waren Ammen vor allem in reichen Haushalten, aber auch bei Hof üblich, denn für die Adelige schickte es sich nicht, die eigenen Kinder selber zu stillen. Wie schade! Aber von der Qualität der Milch her natürlich um Dimensionen besser als die anmischbare Bröselmilch heutiger Flaschen-Tage. In Großbritannien kommen Ammen Medienberichten zufolge derzeit wieder in Mode. Eventuell greift dieser „Trend" auch auf das europäische Festland über.

Ammengehör: Früher hast du wie ein Murmeltier geschlafen und heute schreckst du vor allem nachts bei jedem kleinen Fiepser hoch? Dein Ammengehör lässt grüßen, und fast scheint es, als würdest du Dinge schon vor dem eigentlichen Laut-Ereignis voraushören. Das kann anstrengend werden, ist aber eine sichere Einrichtung der Natur. Besser als jedes elektronische Babyfon meldet dir dein Gehör nämlich, wenn etwas mit dem Säugling nicht in Ordnung ist, denn solange ein Kind weder krabbeln noch laufen kann, ist es auf seine eigens erzeugte Lautgebung angewiesen. Nimm daher jeden Schrei deines Kindes wahr und versuche nicht, durch das Schließen von Türen und das bewusste Ignorieren des weinenden oder aus einem anderen Grund quengelnden Kindes den Lärm von dir fernzuhalten. Ignoranz dieser Art wird zwar in manch umsatzstarken Büchern seit Jahren propagiert, aber sie ist wider den mütterlichen Instinkt und du wirst feststellen, dass es sich mit einem friedlichen Baby im Tragetuch, auf dem Arm, der Hüfte oder im eigenen Bett wesentlich gemütlicher und heimeliger anfühlt als mit dem unguten Gedanken, dem Schreien des Kindes zwanghaft auszuweichen, bis das Kind aus Verzweiflung oder Müdigkeit den Kampf um die Nähe der Mutter verloren hat. Mutternähe bedeutet nicht nur lebenswichtige Wärme, sondern auch Schutz vor fremden Angreifern – um einmal weiter zurückzugehen in unserer Menschheitsentwicklung.

Ammenmärchen: Wie viele Ammenmärchen es nicht über das Stillen gibt – und du brauchst dir kein einziges davon anzuhören, denn ein Märchen ist und bleibt ein Märchen. Deine Brüste sind an deinem Oberkörper angewachsen, und sie machen Milch, wenn du ein Baby geboren hast. Das sollten schon einmal die ersten überzeugenden Argumente für das Stillen sein! Lass dir nicht einreden, dass die Milch ab irgendeinem erdichteten Zeitpunkt nicht mehr „passend" für dein Kind ist. Sie ist es, und sie ist für das Kind genau so schmackhaft wie am ersten Tag. Der Ursprung vieler Ammenmärchen ist übrigens industrieller Natur. Sobald du diesen Mechanismus durchschaut hast, fällt es dir leichter, die über das Stillen erfundenen Geschichten mit einem Wisch zu beseitigen.

! Aufpassen: Kleine Babys sind ein bisschen wie Schildkröten: Sie bewegen sich unmerklich und sind dann dennoch auf einmal fort. Durch Robben, Kugeln (besonders gefährlich auf einem hohen Wickeltisch!) oder urplötzliche Bewegungen ist ein Baby schon vor dem „offiziellen" Krabbeln und Laufen alles andere als stocksteif und lässt sich eben nicht zuverlässig ablegen.

Verletzungsreiche Stürze passieren alljährlich beim Wickeln von Kindern, weil die Mama mal eben nur beide Hände brauchte – oder, noch schlimmer und sehr oft mit tödlichem Ausgang, beim Fenstersturz, weil das Kind allen innerlichen Abschätzungen zum Trotz auf einmal dorthin kam, wo es doch eigentlich nie hätte hinkommen können. Bedenke stets, dass dein Baby herunterfallen könnte, wenn es irgendwo hinaufgelegt wird oder irgendwohin hinaufkrabbelt! Den Wäsche- oder Windelwechsel kannst du auch am Boden (auf einem Teppichboden, oben drauf ein Handtuch oder ein gewaschenes Stoffwindeltuch) erledigen, dann ist diese täglich mehrfach notwendige Aktion komplett absturzsicher.

Fenster gehören professionell gesichert – was zuallererst bedeutet, Aufstiegsstellen zu entfernen und offene Fenster strikt verschlossen bzw. maximal gekippt zu halten, wenn das Baby oder Kleinkind – selbst wenn es sich nur um den mütterlichen Gang zur Toilette handelt – unbeaufsichtigt ist.

Eine weitere Gefahrenquelle ist der Herd, und hier sind es vor allem heiße Flüssigkeiten, die entsetzliche Schmerzen und lebensgefährlichen Schaden anrichten können. Innerhalb von Sekunden kann sich ein Kind, das nach oben greift, mit kochendem Wasser oder Suppe übergießen und ist dann für den Rest seines noch jungen Lebens entstellt. Es gibt zwar sogenannte Herdgitter, die Töpfe und Pfannen vor dem Heruntergerissenwerden schützen sollen – aber wenn die Verankerung versagt oder das Kind besonders stark anzieht, kann es auch hier zu schrecklichen Unfällen kommen. Daher: Brate und koche vor allem flüssigkeitshaltige Speisen auf den hinteren Platten und lasse deinen Herd nie unbeaufsichtigt, wenn Kleinkinder im gleichen Haushalt leben! Denke auch an Besucher, die deinen Herd oder dein heiß werdendes Backrohr verwenden. Wenn du dein Kind beim Werkeln am Herd im Tragetuch trägst, achte besonders sorgfältig auf die korrekte Sitzposition und darauf, dass es mit seinen Händen oder Füßen nicht an heiße Kochutensilien oder Speisen herankommen kann – auch du könntest dich auf diese Weise versehentlich mit etwas Heißem übergießen. Vergiss nicht, dass auch frisch gebrühter und auf den Tisch gestellter Tee eine Gefahr für Kleinkinder darstellt.

Außerhalb des Hauses achte auf Pfützen, Tümpel, Teiche oder Schwimmbecken – sie alle stellen eine massive Gefahr für kleine Nichtschwimmer dar. Alljährlich ertrinken Babys und Kleinkinder in ungesicherten Wasserstellen, auch an Orten, wo man keine Wasserstelle vermutet hat. Bist du also bei Bekannten im Garten zu Besuch, behalte dein(e) Kind(er) im Auge und überprüfe, ob es Teiche oder Schwimmbäder gibt. Erkundige dich zusätzlich über Gewässer in der Nachbarschaft – leider besteht noch keine Sicherungspflicht offener Gewässer, aber angesichts der Tatsache, dass Kleinkinder sogar in wenige Zentimeter tiefen Pfützen ertrinken können, liegt die Beobachtungspflicht ohnehin bei dir.

Wie gefährlich der Straßenverkehr ist, brauche ich dir nicht zu sagen. Da ein Krabbelbaby jedoch wohl noch nicht alleine auf die Straße gelangen wird, stellt hier die größte Gefahr in den Anfangsmonaten die fehlerhafte Kindersicherung im Auto dar. Lass dir zeigen, wie die Babyschale korrekt in deinem Auto montiert wird, und, wichtig: Vergiss nicht, dein Kind auch anzuschnallen, bevor du wegfährst! Die beste Babyschale nützt nichts, wenn sie nicht mit dem Auto fest verbunden ist. Du lachst vielleicht über meinen Kommentar, aber nicht nur das Anschnallen der Kinder vergessen (stillende) Mütter bisweilen, sie vergessen sogar teils die Kinder selbst an Ort und Stelle. Ein Kind zur Sommerzeit im Auto zu vergessen oder es, weil es gerade schläft, bewusst für nur „kurze Zeit" darin alleine sitzen zu lassen, bedeutet: Lebensgefahr für das Kind! Nicht nur, weil das Auto mitsamt Kind entwendet werden könnte, sondern vor allem, weil sich das stehende Auto innerhalb weniger Minuten im Sommer auf über 70 Grad erwärmen kann. Das verlassene Kind ist dieser Situation hilflos ausgeliefert, kann einen Hitzschlag erleiden und sterben.

Verzichte generell im Sommer und im Winter auf alle unnötigen Autofahrten mit dem Baby, das seinen Kopf noch nicht selber halten kann, und binde dir dein Kind ins Tragetuch. Lasse es nicht unbeaufsichtigt vor der Umkleidekabine oder im Garten herumstehen, es könnte gestohlen, von einem heftigen Windstoß umgeworfen oder von freilaufenden Hunden gebissen werden.

Weitere große Gefahrenpunkte sind: Verschlucken von abnehmbaren Kleinteilen (Spielzeuge und Geschenke auf diese untersuchen und ggf. modifizieren) sowie z.B. Reinigungsflüssigkeiten (niemals zugänglich für Kinder aufbewahren oder gar in Gebinde für Lebensmittel umfüllen!), Ersticken (Spielen mit Plastiktüten u.Ä. verhindern), Stichverletzungen (offen zugängliche Besteckgabeln u.Ä. auf gefährliche und besonders scharfe Gegenstände überprüfen und diese viel weiter oben aufbewahren), aber auch Äste und Drähte von Freunden auf Spielplätzen, die nicht nur sprichwörtlich ins Auge gehen und zu Blindheit führen können), Feuermachen (herumliegende Feuerzeuge, für ältere Kinder interessante „Spielzeuge").

Schärfe generell deinen Instinkt für gefährliche Situationen und höre auf deine innere Stimme, wenn es um die Sicherheit deines Nachwuchses geht! Erkläre deinen Kindern, welche Gefahren wo auf sie lauern, und bringe ihnen gewisse Verhaltensregeln immer wieder bei. Sie können von dir z.B. nicht oft genug hören, wie gefährlich der heiße Topf am Herd ist.

Ausschlafen: Ausschlafen bedeutet für eine Mutter mit kleinem Kind wohl eher „vorausschlafen". Denn nein, es gibt ihn nicht mehr, den freiwillig verlängerten Schlaf an Wochenenden und Feiertagen, für dein Baby ist jeder Tag gleich, und alles was zählt ist, die Babybedürfnisse befriedigt zu bekommen. Wenn du bislang manchmal gerne spät ins Bett gegangen bist mit dem Wissen, am nächsten Tag das Frühstück bequem verschlafen zu können, dann mach dich auf einige grundlegende Änderungen und mehr Disziplin deinerseits gefasst, oder du bleibst müde – und das kann auf Dauer gefährlich für deine gute Grundstimmung und die Menschen in deiner Umgebung werden. Sogar depressiv oder aggressiv (schlimmstenfalls gegen dein Kind) könntest du bei zu viel Schlafentzug werden, ich würde sogar noch weitergehen und behaupten: Schlafentzug ist Folter. Sei ein Schlafegoist und hol dir alle Mützen Schlaf, die du kriegen kannst! Schlafe dann, wenn auch dein Baby schläft, und wusle dann im Haushalt und anderswo herum, wenn auch das Baby wuselig und neugierig ist und beschäftigt werden möchte. Deinem Baby ist es herzlich egal, ob die Wohnung gesaugt, die Betten gemacht und die Wäsche gewaschen ist, für solche Aspekte ist es komplett unempfänglich. Kümmere dich daher, wenn dir anfangs mit dem Kind alles etwas viel und das Schlafdefizit immer größer wird, nur um das Allernotwendigste und lass helfende Hände aus der Familie und der Nachbarschaft gewisse Dinge für dich erledigen. Für den Notfall gibt es bei den Mütterberatungsstellen, Eltern-Kind-Zentren und diversen karitativen Einrichtungen Informationen zu (kurzfristigen) Haushaltshilfen, die teils sogar von der Krankenkasse bezahlt werden. Doch vergiss nicht, dass alle Helfer dich zwar unterstützen können, eines jedoch nicht bewerkstelligen werden: Für dich zu schlafen. Dies musst du selbst tun, also klapp das Buch an dieser Stelle zu und fang gleich mal damit an, wenn du akuten Bedarf verspürst.

Noch einen Tipp für den Notschlaf in der Früh: Bitte deinen Partner, das Baby – wenn auch nur für eine halbe Stunde – vor dem Gang in die Arbeit zu nehmen und wie auch immer von dir fernzuhalten. Diese halbe Stunde kann dir den Tag retten, wenn du merkst, dass nach einer vielfach unterbrochenen Nacht irgendwie alles über dir zusammenklappt und dein Körper nicht mehr mag.

Babybett, Babybalkon und Familienbett: Liegt das Baby in einem vom mütterlichen Bett weit entfernten Bett, könnte das nächtliche Stillen äußerst anstrengend werden für dich. Du müsstest dann, wie eine Fläschchen-Mutter, nachts aufstehen und das Kind zu dir nehmen, um es an der Brust zu füttern. Außerdem würdest du die sanften Schmatzgeräusche deines Kindes vielleicht überhören und erst aufwachen, wenn das Baby schon merklich ungeduldig quäkt. Viel praktischer ist, das Baby direkt neben dir im elterlichen Bett schlafen zu lassen. Achte dabei darauf, dass das Kind nirgends abstürzen kann, und befestige Herausfallsperren – ein weicher Teppich am Rand des Bettes gibt zusätzlichen Schutz für den nicht erhofften Fall des Falles. Das Baby mag es nicht zu heiß, und schon gar nicht mag es von großen Decken zugedeckt und womöglich seiner Atemluft beraubt werden! Achte daher auf reichlich Frischluft-Zufuhr im gemeinsamen Schlafraum. Ein Schlafsack löst übrigens mehrere Probleme auf einmal: Das Baby fühlt sich geborgen und darf seine nackten Füßchen und Beine spüren, wie es das seit jeher gewöhnt ist. Außerdem kann keine Decke herabrutschen und das abgedeckte Kind auskühlen lassen. Gleichmäßige Wärme ist wichtig für das Kind und seinen ungestörten Schlaf. Du wirst froh sein um den nächtlichen Schlaf, wenn er denn einmal da ist – Unterbrechungen gibt es mit einem Stillkind ohnehin genug, je nach Entwicklungsphase und Gesundheitszustand.

Dein Bett ist etwas zu schmal und mit dem Baby im Bett wird es eng? Dann bau doch einfach an! Du kannst zum Beispiel eine flache, hölzerne Gartenliege ans Bett stellen und mittels Matratze(n) auf Betthöhe bringen oder aber ein vollwertiges Bett anschieben, falls genug Platz vorhanden ist; so hast du auch auf voller Länge einen vollwertigen „Babybalkon" und bist gerüstet für die Zeit nach der Babyzeit, denn Kinder kommen gerne auf einige Jahre zu Besuch. Für die ersten zwei Jahre tut es aber auch ein handelsübliches Gitterbett, bei dem du eine Längsseite entfernst. Kaufe am besten eines, das für die Entfernung der Längsseite vorgesehen ist, sonst ist dein Basteltalent gefragt und du musst das Gitterbett neu verzurren, damit es nicht klapprig wird. Auch professionelle Anbieter von fertigen Anstellbetten gibt es, denk aber bei der Anschaffung jedenfalls an später, denn wie gesagt, es ist gut möglich, dass du für längere Zeit einen oder – im Fall weiterer Geschwisterkinder – mehrere Mitschläfer bekommst. Anforderungen an den perfekten Babybalkon sind jedenfalls: identische Höhe zum Haupt-Bett; absoluter Rausfallschutz; geeignete Babymatratze (nicht zu weich und neuwertig, ohne schadhafte Materialien hergestellt). Wenn dein Schlafzimmer zum Anbauen eines Balkons zu klein ist und du das Baby dennoch im selben Bett beherbergen möchtest – dann lege doch deinem Partner nahe, für einige Zeit z.B. auf die Couch ins Wohnzimmer auszuziehen. So kommt er gleichzeitig in den Genuss, nachts nicht durch Meckerei gestört zu werden und nicht live bei diversen Klo-Sessions des kleinen Erdenbürgers dabei sein zu müssen. Plätscherplätscher.

Beikost: siehe *Zufüttern*

Durchschlafen: Anna hat sich verschätzt, denn das Wort „durchschlafen" kommt tatsächlich im Duden vor. Doch was genau wäre für eine Stillende damit gemeint? Sollte das Ziel für sie und das Baby sein, sich stundenlang voneinander zu verabschieden und, aus Sicht des Babys, das Zellwachstum mangels Nahrungsnachschub in dieser Zeit zu verringern? Säuglinge sind vor allem wegen ihres rasanten Gehirnwachstums in den Anfangsmonaten auf die langkettigen Fettsäuren der Muttermilch angewiesen. Die Zufuhr dieser wichtigen Wachstumssubstanz für mehr als 4 oder 5 Stunden zu unterbrechen, wäre für das Kind daher nicht gut – so gesehen kann zu Beginn der anspruchsvollen Stillzeit das „Durchschlafen" gar kein adäquates Ziel sein, wenngleich es für dich als Mutter eine gehörige Umstellung des bisherigen Nachtablaufs darstellt. Von der Schwangerschaft her bist du, aufgrund des erhöhten Bedürfnisses zur Toilette zu gehen, eine gewisse nächtliche Unterbrechung vielleicht schon gewöhnt. Jedoch brauchtest du hier nur eine basale Aufmerksamkeit für dich selbst, und kein Zweiter musste grundlegend befriedigt werden. Das Baby gibt dir prompte Rückmeldung, ob die Befriedigung erfolgreich verlaufen ist – auch nachts, und das kann laut und nervtötend sein. Als geübte Stillerin wirst du dein Baby aber rasch an die Brust nehmen und es zurück in den Babyschlaf stillen – dieses Einschlaflied kennst du, und darfst es wörtlich nehmen: Still, still, still, weil's Kindlein schlafen will. Du schläfst also durch vom einen Stillen bis zum nächsten Stillen, das genau ist mit dem Durchschlafen aus Sicht der Stillenden gemeint. Übrigens: Wenn dich das Baby nach dem Stillen noch immer nicht schlafen lassen will oder den Busen nachts sogar verweigert, obwohl es quengelt, könnte es – wie du auch manchmal – auf die Toilette müssen. Praktischerweise kann die Baby-Toilette in Form eines Töpfchens direkt neben oder unter dem Bett wohnen. So ist der erwünschte Ausscheidungsort rasch bei der Hand, und du kannst deinem Baby unschwer eine Erleichterung anbieten. Es braucht sich nicht selber vollzumachen und könnte sich nach dem Pinkeln oder Kacken mit sofortigem Einschlafen bei dir bedanken.

Einsamkeit: Ein Baby zu bekommen und es anschließend vollwertig zu ernähren bedeutet nicht nur eine große körperliche Herausforderung. Es heißt auch, rund um die Uhr für dieses kleine Menschlein da zu sein und die komplette Verantwortung zu übernehmen. Eben warst du selber noch „Tochter", jetzt bist du schon Mutter – innerhalb weniger Tage ging dieser Prozess vonstatten, und sich daran zu gewöhnen kann unterschiedlich schwer sein und dich in eine Art Junge-Mutter-Einsamkeit drängen. Vielleicht warst du vor deiner Babyzeit eine erfolgreiche „Geschäftsfrau", immer auf dem neuesten Stand, Mittelpunkt der Firma und sorgsam herausgeputzt – stellst nun aber fest, dass du, seit das Baby auf der Welt ist, bis 11 Uhr vormittags noch nicht einmal Zähne geputzt und dir die Haare gekämmt hast und auch sonst fast komplett verpasst, was so vor sich geht – vom Blick aus dem Fenster mal abgesehen. Keine Sorge, du kommst wieder unter Leute, und die einerseits vorhandene Abhängigkeit durch das Stillen bedeutet andererseits deine größte Freiheit, denn du bist komplett unabhängig von Muttermilchersatzprodukten und ihren Zubereitungsbegleiterscheinungen. Wie gut, dass du stillst und dich nicht um die in schöner Regelmäßigkeit fällige Zubereitung von Säuglingsnahrung kümmern musst! Schaffe dir Kontakt zu Gleichgesinnten und tausche dich, zum Beispiel auch via Internet, mit Müttern aus, die stillen und eventuell auch gerade „nichts auf die Reihe kriegen". Schon bald werdet ihr gemeinschaftlich feststellen, dass ihr die besten Managerinnen der Welt seid, denn ihr habt Leben erschaffen und sorgt mit euren ureigenen Mitteln für ein ganz spezielles Wachstum mit besten Prognosen auf langfristigen Erfolg – deine Aktien sind Gold wert! Die Tatsache, dass Stillen nicht als Erwerbstätigkeit angesehen und daher auch nicht entlohnt wird, sollte dich nicht irritieren. Die besten Dinge im Leben sind nun mal kostenfrei – und bringen auch kein Geld ein. Verabrede dich mit Freundinnen und Bekannten in einem „Stillcafe", das auch zu Hause stattfinden kann und wo ausgiebig gestillt und geplaudert wird. Hier sind Babys und Brüste der Mittepunkt des Universums, und alles andere kann warten.

Eisprung und Eierstockbeatmung: Es kann, je nach Stillfrequenz und Intensität des Stillens, einige Wochen, Monate, manchmal sogar Jahre dauern, bis du deinen Eisprung wieder bekommst und deine Regel einsetzt. Vielleicht hat sich einiges verändert, seit du geboren hast, und du nimmst deinen Frauenkörper nun ganz anders wahr. Wenn du unsicher bist, wann und ob du einen Eisprung hast, studiere deine Aufwachtemperatur und beobachte, ob du einen klaren Temperaturanstieg verzeichnen kannst, dieser sollte etwa in der Mitte des Zyklus erfolgen. Möglich ist aber auch, dass du als Stillende zwar einen Eisprung hast, die Gelbkörperphase (also die zweite Zyklushälfte) jedoch noch zu kurz ist, um wieder schwanger zu werden (falls du dies geplant hast). Möchtest du nun mit homöopathischen oder wie auch immer gearteten Mitteln nachhelfen – oder abwarten, bis dein Körper wieder genug Botenstoffe für eine erneute Schwangerschaft zur Verfügung stellt? Entscheide selbst, und hole dir Rat bei einer vertrauensvollen Hebamme oder Therapeutin bzw. Ärztin. Eventuell haben auch andere Mütter Tipps für dich, wie du dem Eisprung auf die Sprünge helfen kannst. Äußerlich, dabei aber mit Tiefenwirkung, kannst du die sog. Eierstockbeatmung durchführen. Atme tief in deinen unteren Bauch aus, und zwar in drei Stößen, so dass sich die Bauchdecke dreifach nach innen senkt. Dies ist die Phase, wo deine Eierstöcke „massiert" werden. Warte nun etwa zwei bis drei Sekunden und atme dann langsam ein, wodurch sich deine Bauchdecke hebt. Warte ein kleines Weilchen, und beginne dann erneut mit der fortschrittlichen Eierstockbeatmung. Um eine Wirkung, zum Beispiel zum Einpendeln eines unregelmäßigen Zyklus, zu erreichen, brauchst du jedoch Geduld. Hier kann es erforderlich sein, mehrmals täglich über ca. 10 Minuten die Eierstockbeatmung durchzuführen, und zwar über einen Zeitraum von etlichen Monaten. Das Gute daran, selbst wenn dein Zyklus schon regelmäßig ist: Neben der Eierstockmassage strafft sich auch deine Bauchdecke. Die Eierstockbeatmung kannst du übrigens auch während des Stillens durchführen.

Eisprung und Stillschmerzen: Gut möglich, dass du zur Eisprungzeit eine besondere, als unangenehm wahrnehmbare Empfindung beim Stillen feststellst. Fast meinst du, wieder ganz von vorne zu beginnen und extrem empfindliche Brustwarzen zu haben. Dein Körper ist wohl wieder auf Babymachen eingestellt, und möchte dir das Säugekind vom Hals halten, damit du dich z.B. reproduktionstechnischen Aufgaben widmen kannst – wer weiß? Es kann sein, dass die Eisprung-Empfindlichkeit deiner Brüste zurückgeht, vielleicht verstärkt sie sich aber auch und du schränkst daher in den betreffenden Tagen das Babysaugen auf das notwendige Maß ein. Sei gewiss, der Spuk geht vorüber, und die altbekannte Stilllust kehrt zurück, sobald nach deinem Eisprung die unfruchtbare Zeit einkehrt.

Ernährung: Du wirst selber feststellen, welche Ernährung deiner Milchproduktion gut tut und auf welche Nahrungsmittel dein Kind eventuell empfindlich reagiert. Sei eine aufmerksame Beobachterin, denn deine Nahrung ist letztlich Bestandteil der Muttermilch, und Unverträglichkeiten können darauf zurückzuführen sein.

Flüssigkeit: Meide entwässernde Tees (z.B. Brennnesseltee) sowie sog. „Abstilltees" (darunter Salbeitee), denn diese lassen womöglich deine Milchmenge zurückgehen! Achte in der Stillzeit generell auf eine stets ausreichende Flüssigkeitszufuhr und konsumiere viel ungesüßte Flüssigkeit, am besten gutes Wasser. Unter Stillenden bekannt ist als Stilltee der berühmt-berüchtigte „FAK"-Tee (Fenchel-Anis-Kümmel), der zwar anfangs genau so schmeckt wie er heißt, aber tatsächlich eine positive Auswirkung auf deine Milchproduktion haben kann – vor allem, wenn du ihn reichlich trinkst, was so viel bedeutet, dass du überhaupt reichlich trinkst. Irgendwann gewöhnst du dich an den Geruch und Geschmack dieses Tees und siehst einmal mehr, dass der Mensch ein Gewohnheitstier ist, dem man sogar eine solche Teemischung schmackhaft machen kann. Aber sei beruhigt: Du kannst auch auf Basis reiner Wasserzufuhr stillen, die Teekocherei komplett beiseitelassen und somit viel Zeit und auch Geld einsparen.

Freie Menstruation: Ja, es gibt sie, die Möglichkeit, deine Menstruationsflüssigkeit ohne Binden, Tampons und sonstige Hilfsmittel frei abfließen zu lassen. Mehr darüber erfährst du im Buch „Regelschmerz ade!" (Verlag edition riedenburg, Salzburg).

Frühgeburt: Ist das Stillen nach einer Frühgeburt aufgrund z.B. der Verlegung des Kindes in eine entfernte Kinderklinik nicht möglich, so sollte die Mutter jedenfalls so rasch wie möglich ihre Brüste stimulieren, Muttermilch abdrücken oder abpumpen und sie ihrem Kind zur Verfügung stellen. Gerade Frühgeborene benötigen diese wichtige Substanz zum Wachsen, oft jedoch wird die Mutter aufgrund weiter Wegstrecken oder bürokratischer Hürden besonders hartnäckig sein müssen, damit ihre Milch das eigene Kind auch wirklich erreicht. Eventuell wird die gewonnene Muttermilch aufgrund von Hygienevorschriften der Klinik vor der Fütterung per Sonde wärmebehandelt (Pasteurisation). Nach einer Frühgeburt ist eines der Ziele, Mutter und Kind körperlich zusammenzuführen. Der unmittelbare, wärmende Hautkontakt zur Mutter ist gerade für fragil anmutende Frühgeborene von unschätzbarem Wert. Sobald die körperliche Beziehung aufgebaut ist, kann – eventuell mit Hilfsmitteln, siehe auch „Lippen-Kiefer-Gaumenspalte" – nach und nach das Stillen begonnen werden. Die Ursache für Frühgeburten sind sehr oft über die Vagina aufsteigende Infektionen. Eine weißmehl- und zuckerarme Ernährung in der Schwangerschaft, verbunden mit reichhaltiger Aufnahme ungesüßter Flüssigkeit (z.B. Wasser) und ausreichend Bewegung, kann das natürliche Säuremilieu der Scheide positiv beeinflussen und somit die Abwehrkräfte der Schwangeren im Intimbereich gegenüber schädlichen Erregern stärken.

Hausgeburt: Eine Hausgeburt (auch als „Privatgeburt" bezeichnet) ist etwas völlig Normales und wird von immer mehr Müttern und Vätern als Weg entdeckt, um ihr Kind auf der äußeren Welt willkommen zu heißen. Oftmals werden Hausgeburten von vertrauten Hausgeburtshebammen begleitet, zwingend erforderlich ist dies jedoch nicht (man spricht bei einer Geburt ohne professionelle Geburtsbegleitung von „Alleingeburt"). Das Stillen nach einer Geburt im privaten Umfeld gehört gewissermaßen zum Programm dazu, und wenig erstaunlich ist, dass Hausgeburtsmütter aufgrund der sehr guten körperlichen Verfassung und auch geeigneten hormonellen Grundstimmung leichter ins Stillen finden als jene Mütter, die bei außerhäuslichen Geburten durch synthetische Medikamente aus ihrer Balance gebracht, verletzt oder gar unter Zuhilfenahme massiv in das Körpergeschehen eingreifender Anästhetika operiert wurden. All das, was dem Körper der Mutter unter der Geburt zugeführt wird, geht auch aufs Kind über. Für die Hausgeburt heißt dies, dass die bei der Geburt erzeugten, stärkenden mütterlichen Hormone auch dem Kind zuteilwerden und dieses auf das Leben außerhalb der Gebärmutter wirkungsvoll einstimmen. Speziell die Vaginalflora der gesunden Mutter ist bei einem spontanen Geburtsvorgang sehr wertvoll für das Kind und wirkt wie eine „erste Schluckimpfung": Der Mund- und Rachenraum sowie Darm des Neugeborenen werden auf diese Weise mit mütterlichen Keimen besiedelt, welche das Kind ideal auf die häusliche Umgebung einstellen.

Impfung: Die Beimpfung mit synthetisch hergestellten, industriell vertriebenen Erregern muss wohl überlegt sein! Falls nicht eine absolut notwendige medizinische Indikation vorliegt, bekommen gestillte Kinder im ersten Lebensjahr ausreichend Abwehrstoffe ihrer Mutter, sodass auf künstliche Impfungen verzichtet werden kann. Auch danach ist die kritische Auseinandersetzung mit Impfungen sinnvoll, denn einmal in den Blutkreislauf des Kindes gespritzt, sind die Erreger von dort nicht mehr herauszubekommen. Als Mutter oder Vater triffst du somit eine lebenslang gültige Entscheidung, was die körperliche Zukunft deines Kindes betrifft. Viele Impf-Nebenwirkungen sind noch nicht ansatzweise erforscht, zumal dann, wenn menschliches Ausgangsmaterial als Basis für den Impfstoff dient.

Kaiserschnitt: Das Stillen kann nach einem Kaiserschnitt deutlich erschwert sein, weil der Körper der Mutter durch die Operation massiv in Mitleidenschaft gezogen wurde. Die Wunden an Bauch, inneren Körperschichten und Gebärmutter sind groß und müssen heilen, das braucht Kraft und energiespendenden Schlaf. Hinzu kommt, dass diverse Anästhetika und Medikamente nicht nur die Mutter schmerzunempfindlich gemacht haben, sondern auch das Kind mitunter „wie auf Drogen" erscheint und sehr schlapp ist. Damit die mütterliche Brust jedoch ausreichend Milch produziert, ist das häufige Anlegen des Neugeborenen erforderlich. Nach Möglichkeit sollte das Kind daher ständig bei seiner Mutter sein und die Mutter vom Partner sowie dem Still- und Krankenhauspersonal in ihren Stillbestrebungen unterstützt werden. Dazu gehört auch, die operierte Mutter postoperativ täglich für einige Stunden schlafen zu lassen, ohne jedoch dem Kind in dieser Zeit Ersatzflüssigkeiten einzuflößen, weil es die mütterliche Brust danach verweigern könnte. Vorsicht vor schlechten Stillpositionen und wunden Brustwarzen nach Kaiserschnitt: Durch Medikamente in der Schmerzempfindlichkeit beeinträchtigt, kann man anfangs nicht recht spüren, wie das Saugverhalten des Kindes an der Brust ist. Wichtig ist, dass das Kind die Brustwarze stets komplett in seinen Mund aufnimmt, sonst sind aufgeschürfte oder sogar blutige und damit äußerst schmerzhafte Brustwarzen für die nächste Zeit quasi vorprogrammiert. Das Eincremen der Brustwarzen mit reinem Wollfett (Lanolin) direkt vor dem Stillen macht die Haut geschmeidig und kann wunden Warzen vorbeugen. Speziell geformte Stillkissen geben der Mutter und dem Kind Halt und schonen dabei die Operationswunde. Ein technisches Hindernis sind meist die viel zu kleinen Krankenhausbetten, die das Stillen im Liegen oft unmöglich machen und auch keinen geeigneten Rausfallschutz für das Baby bieten. Dabei wäre gerade das flache Stillen für die frisch operierte Frau eine schonende Position, in der sie dösen oder sogar einschlafen kann. In der Regel geht das Stillen im häuslichen Umfeld, auch nach einer großen Operation wie dem Kaiserschnitt, deutlich besser voran als im Krankenhaus. In jeder Klinik (auch sog. „Belegkliniken) sollte unbedingt auf sehr gute Händedesinfektion geachtet werden, denn multiresistente Krankenhauskeime und andere gefährliche Erreger sind unsichtbar und können insbesondere über offene Wunden, z.B. wunde Brustwarzen, in den Körper der Mutter eindringen und dort großen Schaden anrichten.

Kolostrum und Vormilch: Direkt nach der Geburt hast du automatisch dein eigenes Kolostrum, daran anschließend die „Vormilch". Diese Milch ist wesentlich dunkelgelber als die reife Frauenmilch und geht dann automatisch in die Folgemilch über. Kolostrum und Vormilch sind für das Neugeborene besonders wertvoll, also lass dir keinesfalls einreden, dass das Baby darauf verzichten kann. Auch du kannst nicht darauf verzichten, denn wenn das Kind das Kolostrum und die Vormilch „austrinkt", erhält die Brust die Information, Folgemilch produzieren zu müssen. Vermeide Stillschwierigkeiten und „zu wenig" Milch, indem du dein Kind von Geburt an regelmäßig anlegst (in der Regel alle 2 bis 4 Stunden, je nach Bedarf und auch abhängig von der Witterung). Vorsicht: Heute wird von manchen Firmen sogenanntes „Kolostrum" in pharmazeutisch verwerteter Form (z.B. als Pulver oder in Tablettenform) angeboten, mit dem Hinweis, wie wertvoll Kolostrum doch sei. Dabei handelt es sich jedoch nicht um menschliches Kolostrum, sondern zumeist um Kolostrum der Kuh. Diese Präparate können also bei Kuhmilch-Allergien heftige Reaktionen hervorrufen, und mir ist persönlich ein Fall bekannt, wo zwei Säuglinge nach der Gabe eines solcherart weiterverarbeiteten Kolostrums wegen eines schweren allergischen Schocks in die Notaufnahme der Kinderklinik kamen. Dort war die Gabe von Cortison nötig, um den allergischen Schock abzudämpfen. Die Mutter ließ sich durch den Namen „Kolostrum" blenden und bedachte nicht, dass sie damit eine Allergie würde hervorrufen können.

Lippen-Kiefer-Gaumenspalte: Auch Kinder mit Lippen-Kiefer-Gaumenspalte können gestillt werden und wurden früher auch gestillt, was belegt wird durch die Tatsache, dass Menschen mit Spaltfehlbildungen erwachsen geworden sind, als es noch lange keine Pumpen oder anderen technischen Hilfsmittel gegeben hat. Je nach Schweregrad der Fehlbildung ist es dem Säugling unmöglich, das für das Stillen erforderliche Vakuum aufzubauen. Es braucht daher nicht nur Geduld, sondern auch Geschick der stillenden Mutter, um in oftmals langen und anstrengenden Stillmahlzeiten Tropfen für Tropfen der wertvollen Milch in den Mund des Kindes zu bekommen, bis die korrigierende Operation dann erfolgt ist und das Kind normal stillen kann. Spezielle Stillhilfen der Industrie unterstützen Mütter in der schwierigen Zeit vor der Operation, aber auch fachlicher Rat sowie Erfahrungsberichte von Müttern mit LKG-Kindern sind von unschätzbarem Wert. Informationen bietet zum Beispiel die Website [www.stillenbeispalte.org].

Medikamente und Drogen: Finger weg von allem, was dir und dem Baby schaden kann. Das, was du über die Nahrung oder die Blutbahn in dich aufnimmst, geht auch auf dein Baby über. Hinterfrage daher, genau wie in der Schwangerschaft, JEDE Gabe von Medikamenten auf ihre absolute Notwendigkeit! Drogen, gleich welcher Art, haben bei Schwangeren und Stillenden nichts verloren. Alkohol ist ein Spezialfall: Als Schwangere hast du Alkohol streng gemieden, was gut war und die einzig richtige Entscheidung. Als Stillende wirst du feststellen, dass ein Glas Weizenbier pro Tag oder ein Gläschen Prosecco deine Milchmenge steigern kann – was nicht heißt, dass du jetzt zur konsequenten Alkoholtrinkerin werden sollst! Generell stellst du, beginnend mit der natürlichen Geburt, deine körpereigenen „Drogen" selbst her, und könntest du diese für dich gratis verfügbaren Substanzen in Ampullen abfüllen und verkaufen, wärst du wohl die reichste Frau der Welt. Freu dich also auf deine ganz persönlichen Geburts- und Stilldrogen aus dem hauseigenen „Körperlabor", du wirst Zustände erleben, die du bislang nicht kanntest.

Mehrlinge stillen: Auch Zwillinge, Drillinge, … können gestillt werden. Praktischerweise hat die Natur von Haus aus zwei Brüste für uns vorgesehen – vermutlich für den Fall, dass eine ausfällt (so wie die meisten wichtigen Organe bei uns doppelt angelegt sind). Wenn du regelmäßig stillst, wirst du rasch merken, dass die derzeit unbenutzte Brust auch anfängt zu rinnen. Drück sie mit der flachen Hand für einige Sekunden ab und der Spuk hat ein Ende. Oder aber du dockst ein zweites Kind, sei es ein Geschwisterkind oder ein Mehrling, daran an. Nein, ganz so einfach ist es sicherlich nicht, Zwillinge (voll) zu stillen, und wenn du reichen Kindersegen empfangen hast und womöglich schon in der Schwangerschaft Wind davon bekommst, dann lass dich doch schon bald einmal von stillenden Mehrlingsmüttern darüber informieren, welche speziellen Mehrlings-Still-Tricks es gibt und wie du dennoch zu deinem Schlaf und etwas Erholung kommst. Die Praxis zeigt jedenfalls, dass stillende Mehrlingsmütter genug Milch für ihre Kinder produzieren: Steigt die Nachfrage, wächst auch das Angebot. Wenn es nach diesem Prinzip geht, könntest du vermutlich auch Siebenlinge stillen.

Milchstau und Mastitis: Unseren Großmüttern wurde bei einem schmerzhaften Milchstau noch geraten, das Kind nicht mehr an die Brust zu lassen. Was folgte, war nicht selten eine ernsthafte Brustentzündung, eine sogenannte „Mastitis", die in alter Zeit sogar operiert wurde. Dabei wurde dann ein Teil der gestaut-entzündeten Brust entfernt, was nicht selten mit einem lebenslangen Still-Trauma der betroffenen Frauen einherging. Damit es bei dir weder zu einem Milchstau (erkennbar an mütterlichem Fieber, einer Verhärtung in der Brust sowie roten Flecken auf der Haut an entsprechender Stau-Stelle) noch zu der gefürchteten Mastitis kommt, lege dein Kind regelmäßig an und achte darauf, dass die Brüste nach dem Stillen rundherum weich sind. Vermeide außerdem dauerhafte Druckstellen, sei es beim Schlafen (nicht auf dem Bauch schlafen), beim Tragen des Kindes (Tragetuch-Bindung optimieren) oder etwa durch Kleidung (Vorsicht vor zu starken Still-BHs). Auch Stress und seelisches Ungleichgewicht können den Milchfluss behindern. Gönne dir in der Stillzeit also Ruhe und finde deine persönliche Gelassenheit, damit nichts staut und du vor schmerzhaften, langfristig spürbaren Nachwirkungen des Stillens verschont bleibst. Wenn es doch passiert ist und du dir einen Milchstau zugezogen hast: Bewahre Ruhe und lege dich, so du Fieber hast, sofort ins Bett. Nimm dein Kind mit und lass es, so oft es geht, an der gestauten Brust trinken. Lege es nach Möglichkeit mit dem Unterkiefer an der gestauten Stelle an, wodurch sich auch seltsame Stillpositionen ergeben können, die dich aber nicht zu verwundern brauchen. Sanftes Ausstreichen mit der Hand kann dir helfen, die gestaute Stelle zu entstauen, dabei ist allerdings höchstes Fingerspitzengefühl gefragt. Kommt es trotz aller Maßnahmen dennoch zu einer echten Brustentzündung, ist ärztlicher Rat unabwendbar und eine Behandlung mit Antibiotika wahrscheinlich.

Muttermilch als Heilstoff: Kleine Wehwehchen, auf der Haut zum Beispiel, brauchen keine großen Mengen Muttermilch, um kuriert zu werden, sondern nur ein paar Tropfen, die du hygienisch einwandfrei direkt aus der Brust auf der entsprechenden Stelle aufbringst. Finde selber heraus, wo du deine Muttermilch als universelles „Heilmittel" einsetzen kannst.

Muttermilchspende: Inzwischen gibt es bereits professionell erzeugten Käse und auch Eiscreme aus Muttermilch – jedoch fällt es mir schwer, die Verwendung dieser äußerst wertvollen Nahrungsquelle im Sinne kommerzieller Vermarktung als gut zu empfinden. Wenn du das Gefühl hast, deine überschüssige Muttermilch spenden zu wollen, erkundige dich am besten im Internet oder bei Still-Fachverbänden über diverse Möglichkeiten.

Partnerschaftliches Stillen: Die Aufzucht des lieben kleinen Hungermauls auch in Sachen Brustmilch zumindest zeitweise auf den Partner übertragen zu können, das wäre doch was ... Solltest du in einer gleichgeschlechtlichen Beziehung mit einer Frau leben, könnt ihr euch das Stillen durchaus teilen. Wobei es Sinn macht, dass jene Frau, die geboren hat, zu Beginn so stillt, als würde sie die Stillaufgaben langfristig alleine übernehmen. Später dann, wenn sich die

Milchmenge bei der Mutter eingependelt hat, kann die zweite Frau stillenderweise dazutreten, jedoch braucht es höchstwahrscheinlich professionelle, wenn nicht gar hormonelle Unterstützung, um den Milchfluss hier in Gang zu bringen. Ähnlich verhält es sich beim männlichen Stillen, das anatomisch zwar möglich, aber wenig bekannt ist.

Rote Flecken auf der Brust: Sind nicht immer Anzeichen für einen ernsten Milchstau oder eine „echte" Entzündung; vor allem in den ersten 14 Tagen des Stillens kann es sich dabei um „übergelaufene" Milch im Gewebe handeln, die aber abgetrunken oder sanft ausgestrichen gehört.

Saugverwirrung, Flasche und Schnuller: Das Baby schafft sich an deiner Brust den perfekten Saugnippel, denn es lutscht und zieht ihn in Form, genau so, wie es ihn zum Aufbau des perfekten Brust-Mund-Vakuums braucht. Nach dem Stillen bekommst du manchmal eine lustig geformte Brustwarze zurück, an der du noch genau Babys Formung erkennen kannst. Verwirre das junge Säugekind nicht mit anderen Materialien und Formen (künstliche Sauger an Flaschen und Schnullern), denn es lernt ja gerade erst, überhaupt an einem fremden Teil zu saugen – im Mutterleib hatte es dazu lediglich seinen Daumen zur Übung parat. Wenn du abgedrückte Muttermilch fütterst, kannst du dies auch ohne Flasche und Sauger ganz einfach mit einem kleinen Löffelchen oder Becher tun. Einen von dir verabreichten Schnuller wird dein bedarfgestilltes Kind vielleicht ohnehin verweigern und im „Notfall" lieber auf den bekannten Daumen zurückgreifen. Der ist immer zur Hand und man braucht ihn auch nicht zu desinfizieren.

Sex: Wer darf an deine Brust – das Baby allein? Oder - auch wieder dein Partner? Stillbrüste sind Spezialsache. Du alleine wirst entscheiden, ob, wann und in welchem Maße du beim Sex deine Brüste mit einbinden möchtest. Anfangs sind sie vielleicht zu empfindlich, als dass du dir ein genüssliches, partnerschaftliches Daran-Saugen vorstellen kannst (gut möglich übrigens, dass dein Partner keinen Tropfen Milch herausbringt, weil er die falsche Technik anwendet). Im Laufe der Zeit verändert sich deine Körperempfindung jedoch, das Stillen wird normal – und die Brust. Tja, was wird aus der Brust? Ein ständiges Arbeitsgerät, das du beim Sex lieber ausklammerst? Hör auf deine Bedürfnisse und kläre deinen Partner auf. Er soll nicht denken, dass es an ihm liegt, wenn der Busen derzeit auf eher unerotische Stillmahlzeiten programmiert und zwischendurch im Ruhemodus ist. Deine Stillbrüste sind während des Sex jedoch unter Umständen gute „Babysitter", wenn es darum geht, das Baby ruhig zu stellen ...

Speikinder: ... sind Gedeihkinder, sagt der Volksmund. Als Stillende wirst du stets ein halbwegs sauberes Tuch bei dir haben, um gewisse oberirdische Still-Ausscheidungen deines Säuglings (meist) rechtzeitig abfangen oder zumindest nach erfolgter Bespuckung abwischen zu können. Saure Milch wird ranzig, und so ist es auch bei Muttermilch, die über Stunden oder gar Tage irgendwo klebt. Sieh also zu, dass du Speireste auf Teppichen etc. (z.B. mit etwas Essig) entfernst.

Stilldemenz: Du merkst dir nicht mehr so viel wie früher und bist irgendwie ein bisschen wie deine eigene Großmutter? Willkommen im stilldementen Leben, wo alles etwas langsamer und verwaschener abläuft. Angeblich erholt sich dein Hirn von diesem Zustand wieder, aber da du gerade jetzt stillst und noch nicht weißt, für wie lange, mach dich mit dem „anderen" Tempo vertraut und überprüfe wichtige Dinge lieber doppelt – damit du nicht gänzlich darauf vergisst. Besuch, den du mangels Erinnerungsfähigkeit vor der Tür stehen lässt, Kaffee, der mangels Tasse auf deinen Tisch rinnt, oder aber, und jetzt wird es bedenklich, das Baby, das unangeschnallt in der Babyschale im Auto mitfährt – die Liste der möglichen, von deiner Stilldemenz abhängigen „Versehen" ist schier unendlich. Beachte daher insbesondere auch den Punkt „Aufpassen".

Väter: Die Mutter stillt, der Vater erledigt die Einkaufsjagd im Supermarkt. Stillen ist Frauensache, und auch für den Vater bedeutet es in unserer heutigen Kleinfamilien-Gesellschaft ohne Großfamilienanschluss eine gehörige Umstellung, wenn die Frau als Familienmanagerin erst einmal ausfällt und sich über lange Strecken des Tages der Ernährung des Säuglings widmet. Kaum ist sie damit fertig, hat das Baby schon wieder Hunger – so scheint es. Und wenn der Mann nach einem Baby-Begrüßungsurlaub wieder außerhäuslich zur Arbeit geht, hütest du mit Baby den Haushalt. Ja, das hört sich langweilig an, und das ist es vielfach auch. Denn ein Baby lobt dich nicht mit Worten für die besonders tolle Leistung, die du täglich erbringst. Es pisst und kackt dir höchstens das Töpfchen, die Hose oder die Windeln voll und sorgt so für noch mehr Leistung, die du selbstverständlich zu erbringen bereit bist. Abends dann schaut es zu Hause bestenfalls so aus wie am Morgen davor, aber erwarte auch von deinem Partner kein Lob, denn deine Arbeit wurde bereits heruntergeschluckt und verdaut. Sie ist unsichtbar und verursacht aufgrund des enormen Wachstumspotentials bald wieder größere Kleidung für das Kind. Rechne dem Vater des Kindes vor, wie viel Geld du durch das Stillen einsparst – und gönn dir selber ein paar schöne Sachen! Du hast es dir verdient und steckst als hauptberufliche Mutter künftig sowieso in Vielem zurück. Vergiss nicht, täglich auf deine immense Leistung mit dem Stillen hinzuweisen, getreu dem Motto: Tue Gutes und rede davon.

Verwaiste Mutter: Für den traurigen Fall, dass du dein Kind kurz vor oder nach der Geburt verlierst, hast du ebenfalls Milch in deiner Brust und bekommst vermutlich einen richtig heftigen Milcheinschuss. Löse dich langsam und sanft von deiner Milch und lass dich nicht zu Abstill-Tabletten überreden. Du kannst die Milch nach einer Verlust-Situation gefühlvoll mit deinen Händen ausstreichen und mit bestimmten Abstill-Tees zusätzlich bewirken, dass die Milchbildung zurückgeht. Deine Hebamme und Stillberaterin können dir hier hilfreiche Stützen sein – sowohl was die Milchbildung angeht, als auch was deine Trauerarbeit belangt. Vielleicht möchtest du auch, dass dich das Buch von Heike Wolter, „Meine Folgeschwangerschaft" (edition riedenburg, Salzburg), in eine neue Schwangerschaft begleitet.

Virenbelastung: Bist du Trägerin einer lebensgefährlichen Virusinfektion? Dann sprich mit deiner Ärztin darüber, ob deine Muttermilch dem Baby unbedenklich gefüttert werden kann oder ob bestimmte Vorkehrungsmaßnahmen nötig sind, um dein Kind vor einer Ansteckung zu schützen.

Vorsicht: Hüte dich vor verdreckter oder minderwertiger Babykost, denn sie kann deinem Kind schaden. Jedoch nicht nur oberflächlich erkennbarer oder mit der Nase wahrnehmbarer Schmutz oder Qualitätsmängel können riskant für ein Kleinkind sein, sondern auch unsichtbare Keime und Viren, die man zum Beispiel in Krankenhäusern verstärkt antrifft, weil sich dort kranke, infizierte und verkeimte Leute aufhalten. Das Baby / Kleinkind solltest du beim Besuch der kranken Oma im Krankenhaus also besser zu Hause lassen.

Windelfrei: Babys werden zweifelsfrei ohne Windel am Po geboren und verfügen über angeborene Ausscheidungsorgane – das alles spricht für eine natürliche Entleerung von Blase und Darm. Du dachtest, bei Babys sei eine Toiletten-Kommunikation unmöglich, weil sie ihre Ausscheidungen nicht kontrollieren können? Dies stimmt nicht, denn schon bald wirst du als Mutter erkennen, wann dein Baby einmal „muss". Hab Spaß bei der Entdeckung der gemeinsamen Ausscheidung, denn alleine kann dein Baby diese Aufgabe nicht bewältigen. Es verfügt nämlich noch nicht über die sogenannten Toilettenfertigkeiten, das heißt, es kann sich weder selbstständig an- noch ausziehen, aufs Klo krabbeln, pinkeln oder kacken, sich anschließend abputzen und das Gemachte herunterspülen. Allein diese Gründe sind ausschlaggebend dafür, dass ahnungslose Menschen ihre kleinen Menschen nahezu durchgehend in Plastik oder Stoff packen und scheinbar darauf vergessen, dass sie das, was darunter passiert, durchaus etwas angeht. Wenn du also auf eingeschmutzte, vom Luftabschluss verärgerte Babyhaut keine Lust hast, sondern dein Baby lieber an freier Luft pinkeln oder kacken lassen möchtest, dann sei offen für diese Erfahrung und achte auf die Signale deines Babys. Hilfreiche Tipps und Tricks liest du auch im Buch „Baby Lulu kann es schon" (edition riedenburg Salzburg).

Zufüttern: Dein Kind wird dir zeigen, wann es Interesse an anderer Nahrung hat. Du erkennst diesen Zeitpunkt z.B. daran, dass es bei der Familienmahlzeit zu sabbern anfängt und gierig in Richtung „Essen" blickt. Es möchte an einer kühlen Karotte oder einer gekochten Kartoffel lutschen? Dann gönn ihm das Vergnügen und lass es seine Kauleisten aktivieren. Alles kommt zu seiner Zeit, und wenn Kinder Zähne bekommen (was unterschiedlich rasch der Fall ist), entwickeln sie in der Regel auch Interesse an muttermilchfremder Nahrung. Auf fertige Breie und andere Konserven brauchst du als voll stillende Ernährerin nicht zurückzugreifen und kannst dieses Angebot der Industrie getrost ignorieren. Für den Fall, dass du dem Baby einmal etwas zermatschen möchtest, reicht eine Gabel aus.

Zwischendurch stillen: Dein Baby hat zwar normalerweise einen ganz guten Still-Rhythmus, aber seit kurzem will es viel öfter als sonst an die Brust – um nicht zu sagen, ständig? Du bist nur noch am Stillen und packst andauernd deine Brüste aus? Wirf dich in bequeme, stillfreundliche Kleidung und geh früh schlafen, denn dein Baby wächst, es kränkelt, schwitzt im Sommer, hat ein Trockenheitsgefühl wegen der Klimaanlage oder möchte aus einem anderen Grund einen Dauerzapfhahn aus deinen Brüsten machen. Du kannst die Ursache hinterfragen – und dann genau das tun, was du auch sonst gemacht hättest: Dem Kind die Brust geben. Beim Stillen gibt es nun mal keine Regeln und, genau wie beim Gebären auch, keinen Terminkalender.

Geboren und Muttermilch verzehrt wird aus Sicht des Babys, wann eben der Bedarf danach besteht, und dieser ist höchst variabel und von vielen Faktoren abhängig. Vertrau deinem Baby, es kennt sich mit dem Auf-die-Welt-Kommen und dem Abmelken deiner Brüste bestens aus.

Zyklus und Verhütung: „Das Stillen ist der Vater vieler Kinder", heißt es, und selbst Frauen, die jahrelang mit der sympto-thermalen-Methode (NFP) ihren Kinderwunsch kontrolliert bzw. gezielt damit schwanger geworden sind, mag es in der Stillzeit schwer fallen, sich zyklustechnisch zu orientieren. Es kann sein, dass bei häufigem Stillen der Eisprung für mehrere Jahre ausbleibt und die Frau – rückblickend gesehen – über diese Zeit hinweg absolut zuverlässig unfruchtbar war. Es kann jedoch auch ganz anders sein, und Beispiele belegen, dass Frauen, die voll gestillt haben, bereits wenige Wochen nach der Geburt wieder ihre ganz normale „Regel" gehabt haben. Und überhaupt: Was ist es schon wert, im Nachhinein Bescheid zu wissen, wenn genau jetzt das Bedürfnis nach partnerschaftlicher Zärtlichkeit aufkeimt, die Nächte zum Tag werden, der Scheidenschleim sich nicht eingrenzen lässt und die Lust auf eine morgendliche Basaltemperaturmessung, für die du dich am Ende aufwecken (!) lassen müsstest, am Gefrierpunkt festklebt? Besprich dich mit deinem Partner und entscheidet gemeinschaftlich die beste Lösung für euch: Eventuell ist ein weiterer Kinderwunsch bereits in der Stillzeit vorhanden und ihr könnt euch auf das ungefähre Eingrenzen der fruchtbaren und unfruchtbaren Zeit herausreden, weil ihr ohnehin über weiteren Nachwuchs hoch erfreut sein würdet. Ansonsten besteht natürlich die Möglichkeit, beim Sex Kondome (mit dem jeweiligen (Un-)Zuverlässigkeitsfaktor) zu verwenden oder eine andere hormonfreie Barrieremethode (z.B. Diaphragma) anzuwenden. Die Stillzeit ist ein Sonderfall in deinem Leben, aber irgendwann kommen auch hier dein Eisprung und dein regelmäßiger Zyklus zurück und du kannst wie gewohnt sympto-thermale Familienplanung betreiben. Eventuell findest du dann, auch wegen deiner Eisprung- und Stillempfindlichkeiten an den besonders fruchtbaren Tagen, sogar komplett ohne Temperaturmessung heraus, wann du fruchtbar und wann du unfruchtbar bist.

Hilfreiche Adressen

Forum zu Kinderwunsch, Schwangerschaft, Geburt, Stillen und Familie: **www.privatgeburt.de**
Forum zum Stillen und Tragen: **www.stillen-und-tragen.de**
Informationsplattform Geburtsallianz Österreich: **www.geburtsallianz.at**
Hebammen finden: **www.bfhd.de • www.hebammen.at • www.hebamme.ch**
Deutsche Hebammenzeitschrift: **www.deutschehebammenzeitschrift.de**
Laktationsberaterinnen finden: **www.bdl-stillen.de • www.stillen.de**
Stillförderung: **www.lalecheliga.de • www.lalecheliga.at • www.stillberatung.ch**

Deine stillen Erinnerungen

Halte nachfolgend deine Erfahrungen an die Stillzeit fest – sei es in Fotos, Gedanken oder anderen (eingeklebten) Erinnerungsstücken.

Später einmal kannst du das Buch dann deinen Kindern und Kindeskindern zeigen und ihnen vor Augen führen, wie lebhaft die angeblich „stille" Zeit bei dir war.

Anna meint: „Das Wort ‚stillen' bedeutete ursprünglich ‚ein Kind zum Schweigen bringen, wenn es nach Nahrung schreit'. Wie ginge dies – damals wie heute – schneller und besser vor sich als an deiner Brust? Manche Dingen ändern sich eben nie."

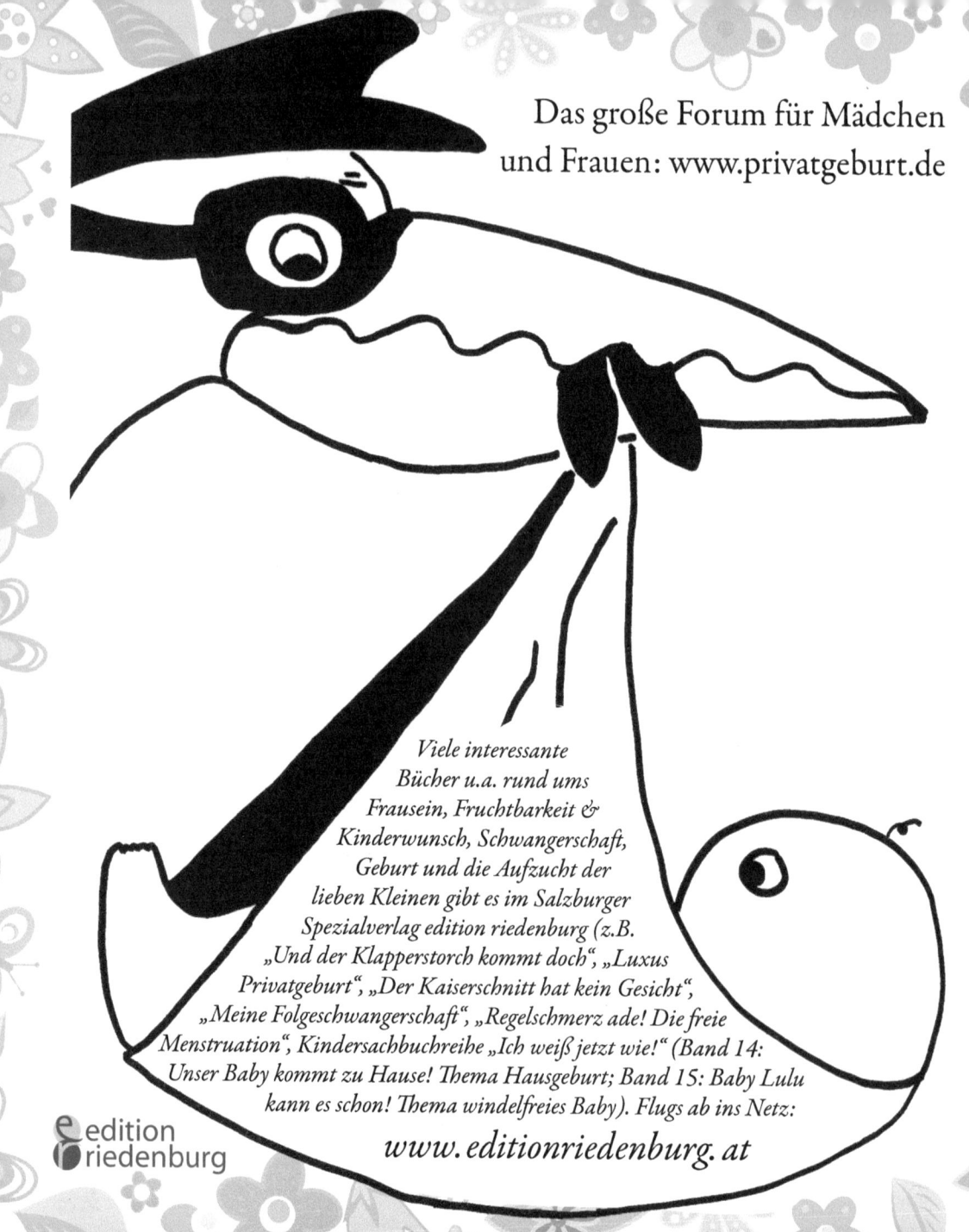

Das große Forum für Mädchen und Frauen: www.privatgeburt.de

Viele interessante Bücher u.a. rund ums Frausein, Fruchtbarkeit & Kinderwunsch, Schwangerschaft, Geburt und die Aufzucht der lieben Kleinen gibt es im Salzburger Spezialverlag edition riedenburg (z.B. „Und der Klapperstorch kommt doch", „Luxus Privatgeburt", „Der Kaiserschnitt hat kein Gesicht", „Meine Folgeschwangerschaft", „Regelschmerz ade! Die freie Menstruation", Kindersachbuchreihe „Ich weiß jetzt wie!" (Band 14: Unser Baby kommt zu Hause! Thema Hausgeburt; Band 15: Baby Lulu kann es schon! Thema windelfreies Baby). Flugs ab ins Netz:

www.editionriedenburg.at

edition riedenburg